国家卫生健康委员会"十三五"规划教材

全国高等职业教育教材

供康复治疗技术专业用

康复医学导论

U0292435

主　编　王俊华　杨　毅

副主编　乌建平　简亚平　肖文冲

编　者（以姓氏笔画为序）

王丽岩（大庆医学高等专科学校）

王俊华（湖北医药学院附属太和医院）

王家陟（重庆三峡医药高等专科学校）

乌建平（江西医学高等专科学校）

朱媛媛（攀枝花学院附属医院）

孙作乾（枣庄科技职业学院）

杜慧君（湖北医药学院附属太和医院）

李贻能（郑州澍青医学高等专科学校）

杨　毅（湖北职业技术学院）

杨少华（桂林医学院）

肖文冲（铜仁职业技术学院）

张翠芳（湖北省荣军医院）

金翊思（哈尔滨医科大学大庆校区）

简亚平（永州职业技术学院）

人民卫生出版社

图书在版编目（CIP）数据

康复医学导论 / 王俊华，杨毅主编 . —北京：人
民卫生出版社，2019

ISBN 978-7-117-28140-9

Ⅰ.①康… Ⅱ.①王… ②杨… Ⅲ.①康复医学–医
学院校–教材 Ⅳ.①R49

中国版本图书馆 CIP 数据核字（2019）第 037840 号

人卫智网	www.ipmph.com	医学教育、学术、考试、健康，购书智慧智能综合服务平台
人卫官网	www.pmph.com	人卫官方资讯发布平台

康复医学导论

主　　编：王俊华　杨　毅

出版发行：人民卫生出版社（中继线 010-59780011）

地　　址：北京市朝阳区潘家园南里 19 号

邮　　编：100021

E - mail：pmph @ pmph.com

购书热线：010-59787592　010-59787584　010-65264830

印　　刷：中农印务有限公司

经　　销：新华书店

开　　本：850×1168　1/16　印张：8　插页：8

字　　数：253 千字

版　　次：2019 年 4 月第 1 版　2024 年 4 月第 1 版第 11 次印刷

标准书号：ISBN 978-7-117-28140-9

定　　价：32.00 元

打击盗版举报电话：010-59787491　E-mail：WQ @ pmph.com

（凡属印装质量问题请与本社市场营销中心联系退换）

《"健康中国 2030"规划纲要》指出:"加强康复、老年病、长期护理、慢性病管理、安宁疗护等接续性医疗机构建设","加大养老护理员、康复治疗师、心理咨询师等健康人才培养培训力度"。近年康复治疗技术专业和康复治疗师职业显示了强劲的发展势头和成长的活力,反映了医疗和康复领域对专业人才培养及人力资源的迫切需要。为了认真贯彻落实党的二十大精神,更好地服务康复专业教育的发展,提升康复人才培养水平,人民卫生出版社在教育部、国家卫生健康委员会的领导下,在全国卫生职业教育教学指导委员会的支持下,成立了第二届全国高等职业教育康复治疗技术专业教育教材建设评审委员会,并启动了第三轮全国高等职业教育康复治疗技术专业规划教材的修订工作。

全国高等职业教育康复治疗技术专业规划教材第一轮 8 种于 2010 年出版,第二轮主教材 17 种于 2014 年出版。教材自出版以来,在全国各院校的支持与呵护下,得到了广泛的认可与使用。本轮教材修订经过认真的调研与论证,在坚持传承与创新的基础上,积极开展教材的立体化建设,力争突出实用性,体现高职康复教育特色:

1. 注重培育康复理念 现代康复的核心思想是全面康复、整体康复。整套教材在编写中以建立康复服务核心职业能力为中心,注重学生康复专业技能与综合素质均衡发展,使其掌握康复治疗技术的特点,增强实践操作能力和思维能力,能够适应康复治疗专业的工作需要。

2. 不断提升教材品质 编写遵循"三基"、"五性"、"三特定"的原则,坚持高质量医药卫生教材的一贯品质。旨在体现专业价值的同时,内容和工作岗位需求紧密衔接,并在教材中加强对学生人文素质的培养。本轮教材修订精益求精,适应需求,突出专业特色,注重整体优化,力争打造我国康复治疗技术专业的精品教材。

3. 紧密围绕教学标准 紧紧围绕高等职业教育康复治疗技术专业的教学标准,结合临床需求,以岗位为导向,以就业为目标,以技能为核心,以服务为宗旨,力图充分体现职业教育特色。坚持理论与实践相结合,实践内容并入主教材中,注重提高学生的职业素养和实践技能,更好地为教学服务。

4. 积极推进融合创新 通过二维码实现教材内容与线上数字内容融合对接,让学习方式多样化、学习内容形象化、学习过程人性化、学习体验真实化。为学习理解、巩固知识提供了全新的途径与独特的体验,体现了以学生为中心的教材开发和建设理念。

本轮教材共 17 种,均为国家卫生健康委员会"十三五"规划教材。

教材目录

序号	教材名称	版次	主编
1	人体解剖学	第 1 版	陈 尚 胡小和
2	基础医学概要	第 2 版	杨朝晖 倪月秋
3	临床医学概要	第 2 版	胡忠亚
4	运动学基础	第 3 版	蓝 巍 马 萍
5	人体发育学	第 1 版	江钟立 王 红
6	康复医学导论	第 1 版	王俊华 杨 毅
7	康复评定技术	第 3 版	王玉龙 周菊芝
8	运动治疗技术	第 3 版	章 稼 王于领
9	物理因子治疗技术	第 3 版	张维杰 吴 军
10	作业治疗技术	第 3 版	闵水平 孙晓莉
11	言语治疗技术	第 3 版	王左生 马 金
12	中国传统康复技术	第 3 版	陈健尔 李艳生
13	常见疾病康复	第 3 版	张绍岚 王红星
14	康复辅助器具技术	第 2 版	肖晓鸿 李古强
15	社区康复	第 3 版	章 荣 张 慧
16	康复心理学	第 3 版	周郁秋
17	儿童康复	第 1 版	李 渤 程金叶

第二届全国高等职业教育康复治疗技术专业教育教材建设评审委员会名单

数字内容编者名单

主　编　王俊华　杨　毅

副主编　乌建平　简亚平　肖文冲

编　者（以姓氏笔画为序）

王丽岩（大庆医学高等专科学校）

王俊华（湖北医药学院附属太和医院）

王家陟（重庆三峡医药高等专科学校）

乌建平（江西医学高等专科学校）

朱媛媛（攀枝花学院附属医院）

孙作乾（枣庄科技职业学院）

杜慧君（湖北医药学院附属太和医院）

李贻能（郑州澍青医学高等专科学校）

杨　毅（湖北职业技术学院）

杨少华（桂林医学院）

肖文冲（铜仁职业技术学院）

张翠芳（湖北省荣军医院）

金翊思（哈尔滨医科大学大庆校区）

简亚平（永州职业技术学院）

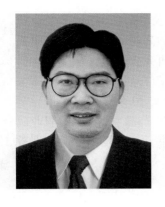

王俊华 针灸推拿学博士,教授,主任医师,湖北省中青年名中医,WHO康复医师培训班第六期学员,福建中医药大学、湖北中医药大学和湖北医药学院硕士生导师,湖北医药学院康复医学系主任,十堰市太和医院康复院区常务副主任。中国康复医学会推拿技术与康复专业委员会副主任委员,中国康复医学会中西医结合专业委员会常委,中国康复医学会手功能康复专业委员会常委,中国中医中药学会推拿专业委员会委员,湖北省中医中药学会推拿专业委员会副主委,湖北省康复医学会常委,十堰市康复医学会会长。主编专著和教材包括《康复治疗基础》等8部,主持和参与国家及省级科研9项,任《中华物理医学与康复杂志》《中国康复》《湖北医药学院学报》杂志编委,在核心期刊发表学术论文30余篇,获十堰市科技进步二等奖1项、三等奖2项。

寄语:

　　康复医学是一门新兴学科,它与临床医学、预防医学和保健医学一起构成了现代医学体系,在整个医疗体系中占有十分重要的位置。康复医学事业平凡而伟大,是聪明、好学、有爱心人士的人生舞台。如果说临床医学延长了人生命的长度的话,那么康复医学就承担着扩大和增加生命宽度和厚度的神圣使命。希望大家孜孜以求,逐道而行,为康复医学的神圣使命而努力拼搏!

主编简介与寄语

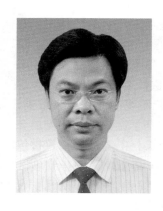

杨毅 副教授,湖北职业技术学院医学分院副院长,康复治疗技术专业负责人。中国康复医学会教育专业委员会委员,全国医学高职高专教学研究康复治疗教育分会委员,全国卫生职业教育康复技术专业研究会理事。从事教学科研20余年,主持建设精品课程《康复评定》,主持和参与科研课题6项,主持编写全国规划教材10余部,在公开学术刊物发表专业论文20余篇。多次指导学生参加全国康复治疗专业技能大赛并荣获一、二等奖,参与教育部《全国职业院校康复治疗技术专业顶岗实习标准》《全国职业院校康复治疗技术专业实训教学设施建设标准》的制定。

寄语:

康复医学目前是我国的朝阳事业,它对接健康中国战略。希望同学们拿起水滴石穿的坚持与信守,去习得、传承与发展康复医疗技术,为患者解除病痛,为全民健康贡献自我力量!

前　言

本教材改编于《康复治疗基础(第2版)》中的康复治疗概论部分。按照教材编委会的要求,编写时一方面力求继承和发扬原教材特色,另一方面根据我国康复医学的最新进展和需要,结合国家最新出台的相关行业政策及法律法规,做了相应修改、补充和完善。

与原教材相比,新教材的编写人员得到进一步扩充与加强,编者的地域代表性更广,编写质量更高更专业。在此,感谢各位编委辛勤的汗水和出色的工作。教材共九章,分别阐述了康复医学的概念、地位和作用、工作方式和流程、康复机构设置和常用设备、康复医学科诊疗工作常规等,强调了残疾概念、功能障碍、ICF理念及康复伦理法规等,新增了康复医学科学研究等内容。

为了认真落实党的二十大精神,编写过程中,强调教材的科学性、先进性、思想性、启发性和实用性,力求突出高职高专学生注重技能培养的要求与特点,力争达到概念准确、层次分明、结构合理、叙述清晰。在每章开篇的学习目标中除明确要求掌握、熟悉和了解的知识外,还增加了技能与职业目标要求。全书采用举例、表格或图示等形式增加了教材内容的可读性和易懂性。本书附有参考教学大纲,有利于学生掌握教学的基本任务和要求。本教材采用融合理念,包含丰富的数字教学资源,使教材进一步立体化,学习内容更加丰富,学习形式更加多样。

本教材力求在原有基础上有所提高,但由于编者水平有限,难免出现一些遗漏和不足之处,敬请各位专家、读者批评指正。

王俊华　杨毅

2023年10月

教学大纲
(参考)

目 录

第一章	概 述

学习目标

1. 掌握：康复的定义、对象；全面康复的含义、内容；康复医学的基本概念及主要内容。
2. 熟悉：康复、医学康复与康复医学的区别和关联；康复医学发展基础。
3. 了解：康复医学发展史；我国康复医学发展现状。
4. 学会应用康复的视角看待医学实践过程中的功能障碍。
5. 培养学生具备康复专业思想，建立初步的康复理念，为学习后续的专业课程打下一个良好的基础。

第一节 基本概念

一、康复

康复(rehabilitation)一词来自英文 rehabilitation，由前缀 re- 和词根 habilitation 构成，意为重新获得某种能力、资格或适应正常社会生活的状态。rehabilitation 并非一开始就用在医学上，在中世纪它用于宗教，指教徒违反了教规而被逐出教门，得到赦免重新获得教籍；在近代它又用在法律上，指囚徒服刑期满或得到赦免；及至现代，美英等国将残疾人的医疗福利事业统称为 rehabilitation，意为使残疾人重新适应正常的社会生活，重新恢复做人的权利、资格和尊严。

rehabilitation 在不同的国家和地区译名不同，在我国大陆译为康复，香港地区译为复康，台湾地区译为复健，韩国译为再治。我们不能简单地按康复两个汉字的字意习惯性地将康复理解为病后恢复至健康的过程，这与国际上康复的含义有很大的差异，易使人对现代康复产生曲解。

(一) 定义

WHO 将康复定义为："采取一切措施以减轻残疾带来的影响并使残疾人重返社会"。"康复不仅是训练残疾人使其适应周围的环境，而且也需要调整残疾人周围的环境和社会条件以利于他们重返社会"。因此，康复是指综合、协调地应用各种措施，以减少病、伤、残者的身体、心理和社会的功能障碍，发挥病、伤、残者的最大潜能，使其能重返社会，提高生存质量。

(二) 对象

康复的对象为暂时或永久的功能障碍者，包括残疾人、各种慢性病患者、老年人、急性病恢复期的患者及亚健康人群。这些患者的功能障碍不仅与生理功能相关，还与社会、心理、职业、环境等诸多因素有关。

(三) 内容和特点

由于康复的对象主要是各种功能障碍的患者，要达到康复的总目标，绝非单纯依靠医学就能实现,必须通过不同康复手段的平行介入,由此就决定了康复的多学科性和综合性。康复不仅针对疾病,而且着眼于整个人,从生理上、心理上、社会上及经济能力上进行全面康复。它包括医学康复(medicine rehabilitation)、康复工程(rehabilitation engineering)、教育康复(educational rehabilitation)、职业康复(vocational rehabilitation)、社会康复(social rehabilitation)等,这些方面共同构成了全面康复。

1. 医学康复　医学康复是指运用一切医学方法和手段帮助残疾者减轻功能障碍,实现全面康复目标,即通过临床诊断、手术、药物、康复功能评定和各种康复治疗方法,如物理疗法、作业疗法、语言疗法、心理疗法、传统康复疗法等一切治疗方法,使伤残及功能障碍者最大限度地改善和补偿其功能,使残存的功能和潜在的能力得以充分发挥,从而获得最大限度的生活自理能力。医学康复的意义十分重要,是康复的基础和出发点,是实现康复目标的根本保证。医学康复的措施应尽早进行,抓住早期康复的时机,尽量减少各种继发性功能障碍。

2. 康复工程　康复工程是指应用现代工程技术的原理和方法,研究残疾人全面康复中的工程技术问题。它是研究残疾人的能力障碍和社会的不利条件,并通过假肢、矫形器、辅助工具,或者通过环境改造等途径,最大限度地恢复、代偿或重建残疾者躯体功能的治疗措施。

3. 教育康复　教育康复是指通过教育与训练的手段,提高残疾者的素质和能力,如智力、日常生活的操作能力、职业技能、适应社会的心理能力等。教育康复作为特殊教育的一部分,是按照教育对象的实际需要,制定教育方案,组织教育教学,实施个别训练,给予强化辅导。参与者大多为教育工作者,并了解一定的康复知识。在教育过程中,教育工作者注重将特殊教育、幼儿或成人教育及早期干预融为一体,形成特别的教育过程。如对聋哑儿童的教育,既要帮助其解决听力、语言、心理等功能障碍问题,同时又要为其达到重返社会的最终目标起到良好的促进和推动作用。

4. 职业康复　职业康复是通过帮助残疾人重新就业来促进他们康复和发展的方法。包括对残疾后就业能力的评估,妥善选择能够充分发挥其潜能的合适职业,根据残疾者所能从事的职业进行就业前的训练,根据训练结果决定就业方式及安排残疾者就业,以及进行就业后的随访,切实帮助他们能够适应和胜任一项工作,获得独立的经济地位和收入,从而实现人生价值和尊严,自立于社会,并能贡献于社会。职业康复对实现康复目标是十分重要的。残疾人就业要比健全人困难得多,需要通过政策、法律的保障和科学的职业康复程序,使残疾人各尽所能,就业稳定且合理。其程序包括就业咨询、就业能力评定、就业前职业教育与训练和心理教育、就业安置及就业后的随访。

5. 社会康复　社会康复是指从社会的角度推进医学康复、教育康复、职业康复等工作,依靠各级政府,动员社会各界、各种力量为残疾人的生活、学习、工作和社会活动创造良好的社会环境,减少和消除不利于残疾人回归社会的各种社会障碍,使他们以平等的权利和机会参与社会生活,享有健全人同样的权利和尊严,并履行社会职责。

社会康复涉及面广,内容包括:①改善法律环境,维护和保障残疾人的合法权益,保障其人身安全和尊严不受侵犯,确立残疾人在社会中的平等地位和公正待遇;②建立无障碍环境,包括道路和交通设施、公共建筑、住宅、学校、工厂等环境,使残疾人获得生活起居的方便,并享受社会的公共设施服务;③改善经济环境,增加就业机会,帮助残疾人实现经济自立或提高其经济自立能力,保障残疾人在各种经济活动中的特殊照顾和经济补偿;④改善社会精神环境,加强社会精神文明建设,消除社会对残疾人的歧视和偏见,树立尊重、关心、帮助残疾人的良好社会风尚,建立一种和谐的社会生活环境等。

为了实现残疾人享有平等机会和重返社会的目标,采用医学康复、康复工程、教育康复、职业康复、社会康复等多种康复手段,使残疾人身体功能、心理、社会、职业和经济能力都得到最大限度的恢复、代偿或重建,获得重返社会的能力,称为全面康复。各个领域在康复过程中所起的作用是不同的,对不同的康复对象所采取的康复手段和介入时间也是不同的,医学康复往往首先介入,其他的康复工作在康复过程中可能晚一些介入,社会康复持续时间最长,也有的不需要教育康复或职业康复就可回归社会。

(四) 措施

康复措施不仅包括医学的、教育的、职业的、社会的等一切可以利用的手段和方法,而且还包括社会学、心理学、工程学、信息学等方面的技术和方法,并包括政府政策、立法等举措。这些措施组成了康复的主要内容,构成了康复工作的领域,目的在于帮助残疾人减轻身心与社会功能障碍。

(五) 程度

康复的程度是指病伤残者经全面康复后所达到的最终结局标准。各种因素都可影响康复的程度,这些因素包括功能状况、心理状况、康复服务的措施及服务的质量、社会因素等。

康复的程度可根据病伤残者的功能状况、生活自理能力、学习能力、工作能力以及参与社会生活能力等方面分为高、中、低三级(表 1-1)。

表 1-1　康复的程度

项目	低水平	中水平	高水平
功能状况	身心功能有某些改善	身心功能有明显改善	身心功能有显著改善或恢复
生活自理能力	难以自理必须靠帮助	基本能自理或在帮助下才能基本自理	完全自理或仅需很少帮助(人力、辅助器等)
学习能力	青年未能上学或无学习能力	可以学习但不顺利,或学习兴趣不稳定,成绩一般	可参加正常班级或进特殊学校学习,且学习效果好
工作能力	青年或成年无工作能力,未能就业	无工作,或有工作但有一定困难	可参加正常工作,有能力工作,且乐于工作
参与社会生活能力	无能力参与社会活动	能参与社会活动,但有一定困难和缺乏主动性	可参加家庭生活和社会生活,享有与健全人同等的待遇和权利
心理状态	自卑、孤独、自愿与社会隔离	有自卑、自弃、受歧视、不同程度的被隔离、孤独和不幸感	乐观、自尊、自强,能受到应有的尊重

康复程度的高低决定了患者能否重返社会、与社会相结合。身体功能状况是基础,但不是唯一的因素。例如,一个坐轮椅的患者可能会达到高水平的康复,而一个能行走的残疾者如果缺乏其他方面应有的条件(如心理、社会环境等),很可能只达到低水平的康复。康复不是使病、伤、残者完全恢复到伤病前的功能水平和生活质量,而是尽量充分利用其残存的功能,通过行为和生活方式的调整与改变来适应环境,满足其自身基本的或较高水平的要求。

(六) 目标

康复是以提高残疾者的功能水平为中心,以提高他们的生活质量(quality of life),让其最终最大可能地参与和重返社会(social integration)为目标。

因为残疾者功能障碍的情况和程度不同,康复的目标也应有所改变。即使障碍完全相同,也可因年龄、性别、体格、职业等的不同而使康复目标有所差异。康复目标的制定应同时考虑到可能性、可行性,在患者身体缺陷和环境条件许可的范围内,实事求是地确定康复目标。确切的康复目标应在全面康复评定的基础上制定,既能充分发掘康复对象的全部潜能,又能通过各种努力达到客观目标。经过康复治疗达到了既定的目标,康复对象可以返回适当的生活环境,实现一定程度的社会回归。因此,准确地制定康复目标是康复治疗中最重要的一步,要注意既不能将恢复职业和经济自立作为康复的唯一目标,也不能因为康复目标的多样化而不去制定具体的康复目标,应当遵循实事求是的原则,尽最大努力争取最好的康复效果。

二、康复医学

(一) 定义

康复医学(rehabilitation medicine)是医学的一个重要分支,是一门具有独立的理论基础、功能评定方法、治疗技术和规范的医学应用学科,旨在加速人体伤病后的恢复进程,预防或减轻其后遗功能障碍程度,帮助病、伤、残者回归社会,提高生存质量。

现代康复医学的核心思想是全面康复、整体康复,即不仅在身体上而且在心理上使病、伤、残者得到全面康复;不仅要保全生命,还要尽量恢复其功能;不仅要提高其生活质量,使其在生活上自理,还要使其重返社会,具有职业并在经济上自立,成为自食其力和对社会有贡献的劳动者。

在国际上，"康复医学"和"物理医学与康复"（physical medicine & rehabilitation）这两个名词是同义语，在美国、加拿大等国用"物理医学与康复"，其他各国则多采用"康复医学"这个名称。康复、医学康复与康复医学之间虽有某些交叉和重叠，但在性质、对象、目的、方法等方面均有差别（表 1-2）。

表 1-2　康复、医学康复与康复医学的区别和关联

项目	康复	医学康复	康复医学
性质	综合性事业	是康复的一个领域	有明确范畴的学术体系
对象	丧失功能的病、伤、残者（包括先天性残疾）	医学技术能处理的各种功能障碍者	运动障碍和与之相关联的功能障碍者为主
目的	恢复残疾者的功能和权利，让他们与健全人平等地参与社会	改善残疾者的功能或为其后的功能康复提供条件	恢复功能障碍者的功能，为他们重返社会创造基本的条件
方法	医学的、工程学的、教育学的、社会学的方法	医学诊疗技术和康复医学的专门技术	康复医学的专门诊疗技术（康复评定、物理治疗、作业治疗等）
负责人员	残疾人工作者约请和组织医疗卫生人员（含康复医学人员）、工程技术人员、特殊教育学和社会工作人员共同完成	由临床各科医务工作人员及康复医学人员完成	主要由从事康复医学工作的各类医务人员完成

康复是一项残疾人的综合性事业，由各级政府组织和协调。其对象包括一切永久性残疾者；服务的手段包括医学的、工程学的、教育学的、职业的、社会学的和一切可利用的措施；目的在于最大限度地恢复残疾者身体、心理、职业、社会和经济的能力，以便使其重新与健全人平等地参与社会生活。

医学康复是应用临床医学的方法为康复服务的一部分，仍属于临床医学范畴。它是指医务人员采用临床医学的方法和手段，为躯体、听视觉、交流器官等功能障碍者提供服务，目的在于改善功能或为其后的功能康复创造条件。例如，眼科医师为白内障患者进行晶状体摘除术而使其复明；骨科医师为脊髓灰质炎后遗症患者施行矫形手术，从而使其肢体功能得到一定程度的改善，并为以后的功能训练提供条件等。这些手术均属于医学康复的范畴。

康复医学则是具有明确的学术内容和技术体系，独立的理论基础、功能评定方法、治疗技能和规范的医学应用学科。它以人体运动功能障碍以及与运动相关的功能障碍（如循环功能障碍、呼吸功能障碍等）为主要对象；服务的手段是康复医学的专门诊疗技术，如物理疗法、作业疗法、康复工程等；目的是减轻或消除功能障碍及其影响。

（二）基本原则

康复医学的三大基本原则是"功能训练、全面康复、回归社会"。

1. 功能训练　康复医学关注的并不是伤病本身，而是伤病引起的功能变化，着眼于恢复人体的正常功能活动。这对于一直关注伤病本身的传统医学模式而言是一个全新的视角，所以康复医学又被称为"功能医学"。功能训练的原则就是采取各种方法，提高患者在运动、感知、心理、言语、日常生活、职业活动和社会生活等方面的能力，为其重返社会创造条件。

2. 全面康复　全面康复是康复的准则和方针，使患者心理、生理和社会功能实现全面的、整体的康复。全面康复包含两方面的含义：一是从医学角度上采取多学科、多专业合作的方式，针对伤病带来的各种问题进行处理；二是通过医学、教育、职业、社会等各种康复措施，使患者全面恢复生理和社会能力。

3. 回归社会　回归社会是康复医学的最终目标。正如世界卫生组织所指出的那样："健康是身体上、精神上、社会生活的完美状态，而不仅仅是没有疾病或衰弱的现象"。这种以重返社会为根本目标的康复医学是新的"生物 - 心理 - 社会"医学模式的最好体现。

（三）服务对象

康复医学的服务对象主要是各种损伤以及急慢性疾病、老龄造成的功能障碍和先天发育障碍。这些障碍可以是潜在的或现存的，可逆的或不可逆的，部分的或完全的，可以与疾病并存或为疾病后遗症。

康复医学目前已经涉及临床医学各科,从早期骨科和神经系统伤病的康复,发展到心肺康复、儿童康复、老年康复、癌症康复、慢性疼痛的康复等。为了适应临床治疗技术的发展,器官移植、人工关节置换术后患者也正成为康复医学的重要对象。近年来一些康复医疗的手段也被普遍应用于急性病患者的手术前后,对提高疗效、预防并发症和残疾的发生都起到了良好作用。

(四) 服务形式

康复医学服务形式采取多学科和多专业联合作战的方式,共同组成康复团队(rehabilitation team),包括①学科间团队:指与康复医学密切相关的学科,如神经内外科、心血管内外科、骨科、风湿科、内分泌科、老年医学科等;②学科内团队:指康复医学机构内部的多种专业,包括物理治疗师(physical therapist,PT)、作业治疗师(occupational therapist,OT)、言语治疗师(speech therapist/speech pathologist,ST)、心理治疗师(psychologist,Psy)、康复工程人员(rehabilitation engineer,RE)、文体治疗师(recreation therapist,RT)、康复护士(rehabilitation nurse,RN)、社会工作者(social worker,SW)以及其他康复相关人员。团队会议模式是传统的康复医疗工作方式,团队会议一般由康复医师召集,各专业和学科分别针对患者功能障碍的性质、部位、严重程度、发展趋势、预后、转归等提出近、中、远期的康复治疗对策和措施,然后由康复医师归纳总结为一个完整的、分阶段性的治疗计划,由各专业人员分头付诸实施。

(五) 流程

康复医学具有自身学科的特定服务流程。康复治疗应贯穿在疾病发生、发展和恢复的过程中。在疾病的早期,当患者的临床特征稳定后,应立即开展康复训练以预防并发症的发生。在这一时期,应用物理治疗来维持整个机体的各系统、器官等功能状态,特别是避免因卧床、制动引起的废用性改变,如肌肉废用萎缩、软组织挛缩等。针对疾病的亚急性期和恢复期,强调的是系统康复,采用物理治疗、作业治疗、言语治疗、心理治疗、传统康复治疗等综合方法改善机体的功能状态,增加其机体的活动能力,增强交流沟通能力,改善心理状态,为重返社会做好各方面的准备。康复并不意味着在患者出院后就结束,康复是个长期动态的过程,是为继续提高或保持患者的功能状态而进行的主动过程。

(六) 核心与基础

康复医学的核心是残疾、功能恢复和预防。康复医学的基础依赖于临床基础医学,如生理学、解剖学、病理学、人体发育与运动学等,并在此基础上强调功能恢复的机制。康复医学的手段除应用药物等临床治疗外,还采用物理治疗、作业治疗、言语治疗、心理治疗、康复工程等。

Q101

视频:康复团队会议

第二节　康复医学发展史

一、康复与康复医学的形成和发展

康复医学作为一门独立的医学学科,诞生于 20 世纪 40 年代,迄今只有 70 余年的历史。但其基本的组成内容——康复治疗的各种方法和技术,在古代就已萌芽,古代的中国与外国、东方与西方都曾使用过一些简单的康复疗法。从世界范围看,康复医学发展的历程大致可分为以下四个历史时期。

1. 萌芽期(1910 年以前) 公元前,温泉、日光、砭针、磁石、按摩、健身运动等方法已应用于治疗风湿、慢性疼痛、劳损等疾患。《素问·异法方宜论》曰:"其病多痿厥寒热,其治宜导引按蹻";《素问·血气形志篇》指出:"病生于脉,治之以灸刺;……病生于肉,治之以针石;……病生于筋,治之以熨引";马王堆汉墓出土的帛书《导引图》绘有医疗体操多种,并注明各种体操的名称及其主治的疾病。名医华佗模仿虎、鹿、熊、猿、鸟五种动物的动作编成的"五禽戏",即是最早的医疗体操形式之一。隋代巢元方的《诸病源候论》记述了 80 多种导引法治疗偏枯、麻木、风湿痹痛、消渴等疾患。中国古代武术是早已被世界公认的运动疗法。现代康复医学中松弛疗法的起源和发展也深受我国古代气功——坐禅的影响。

古希腊时代 Hippocrates 已相当重视自然疗法,认为自然因子如日光、海水、矿泉等有镇静、止痛、消炎作用,主张利用运动来减肥、训练无力的肌肉、加速身体的痊愈与锻炼意志。希腊出土的文物上甚至已绘有"假足",这说明古代西方也在应用一些原始的康复治疗技术。公元 2 世纪后,Caelus

Aurelianus首次提出了对瘫痪患者使用滑轮悬挂肢体进行治疗,采用步行练习及在温泉中运动等,还提出创伤后早期进行运动,可加速创伤的愈合。公元5世纪英国神经学者提出通过主动与被动训练治疗各种瘫痪。16世纪法国外科医师Ambroise Pare提倡用动静结合方法治疗骨折,在恢复期用运动疗法来促进功能恢复。18世纪Joseph-Clement Tissot提倡医疗体操、作业疗法来进行治疗。到了19世纪末,随着物理学的发展,一些物理因子(光、电、磁等)在一些西方工业国家的医学界开始应用。

公元后至1910年以前的阶段,初期的运动疗法、作业疗法、电疗法和光疗法开始萌芽,残疾者的职业培训、聋人与盲人的特殊教育、精神病的心理治疗、患者的社会服务等工作也已开始。由于历史条件的限制,萌芽期的运动疗法、作业疗法、电疗法和光疗法等主要作为临床治疗学内容的一部分,很少被用来作为改善某种功能的措施。此阶段的治疗对象比较单一,主要为风湿性疾病和轻型外伤后遗症患者及聋人与盲人(特殊教育如应用手语、盲文)等。

2. 形成期(1910~1945年)　从1910年开始,康复一词才开始正式应用在残疾者身上,康复机构纷纷建立,为残疾人制定了法律,保障残疾人的福利和就业。1917年美国陆军成立了身体功能重建部和康复部,这成为最早的康复机构。同年美国在纽约成立了国际残疾人中心。一战期间,英国著名骨科专家Robert Jones开设康复车间,对伤员进行职业训练,使他们能重返前线或战后能回到工厂工作。1919年加拿大在安大略省的汉密尔顿山顶疗养院用作业疗法治疗伤员。第一次世界大战后遗留的战伤(截肢、脊髓和周围神经损伤)以及20世纪二三十年代的脊髓灰质炎流行,医学上所需面对的各种功能障碍问题越来越引起人们的重视。在康复评定方面出现了徒手肌力检查等方法,在治疗方面出现了增强肌力训练的运动方法、代偿和矫正肢体功能的假肢和矫形器、超声治疗、言语治疗、文娱治疗等方法。1942年在美国纽约召开的全美康复会上给康复下了第一个著名的定义:"康复就是使残疾者最大限度地恢复其身体的、精神的、社会的、职业的和经济的能力。"英国于1943年发表公告,公开承认了康复的概念。

在此阶段,康复医学面对的主要病种有截肢、脊髓损伤、脊髓灰质炎后遗症、周围神经损伤、脑卒中后偏瘫、小儿脑瘫等。第二次世界大战后遗留的大量伤残又进一步促进了社会对康复医学重要性的认识,从而加速了康复医学的形成和发展。

3. 确立期(1946~1970年)　第二次世界大战后,客观的需要促进了康复医学的发展。美英都把战时取得的康复经验运用到和平时期,建立了许多康复中心,康复的热潮逐渐波及西欧和北欧。1946年被尊为美国康复医学之父的Howard A.Rusk教授等积极推动康复医学的发展,提出了康复医学的系统理论、原理和特有方法。此时康复治疗已初步贯彻全面康复的原则,即重视身体上和心理上的康复,进行手术后或伤病恢复期早期活动的功能训练。1948年世界物理治疗联合会成立。同年,世界卫生组织在其章程中明确提出"健康"的新概念,即"健康是指身体上、心理上和社会生活上处于完全良好的状态,而不仅仅是没有疾病或衰弱"。这一概念强调了全面的健康理念,是康复医学理论基础的一个组成部分。1949年起美国住院医师的专科培训开始增加康复医学这一学科。同年,美国物理医学会改名为美国物理医学与康复学会。1950年国际物理医学与康复学会成立。1954年世界作业治疗师联合会成立。1955年Rusk教授在美国成立了世界康复基金会(World Rehabilitation Foundation,WRF)。在此期间,随着科技的进步和经济的发展,康复医学已逐步形成了系统的理论和特有的技术和方法,作为一门新兴学科迅速成长。

1958年Rusk教授主编的重要教科书《康复医学》正式面世,这是康复医学专业第一本权威性的经典著作,是一本系统的、完整的教材,内容包括康复医学的基本理论、康复评定方法、各种康复治疗(物理治疗、作业治疗、言语治疗、假肢及矫形器装配使用、心理治疗等),以及各种常见损伤、疾病的康复治疗。该书对康复医学人才培养、学科知识普及以及临床康复治疗的指导,都发挥了重要作用,受到全世界康复医学界推崇。同年,WHO专家委员会注意到康复医学作为一门新学科已越来越显示出它的一些特性,并指出康复医学研究的是多种残疾的康复问题,从外伤所致的截瘫、颅脑损伤,到非外伤性的神经系统残障如脑性瘫痪,以及视力、听力、言语残疾等;又指出康复是一个复杂过程,需要几个相关专业的治疗人员组成协作组,各自使用本专业技术协同地进行康复治疗,才能收到最好的效果。

1960年成立了国际伤残者康复协会,1969年改称康复国际(Rehabilitation International,RI);同年,

Licht 成立了国际康复医学会（International Rehabilitation Medicine Association，IRMA），世界卫生组织对康复重新定义为："康复是指综合、协调地应用医学的、社会的、职业的和教育的措施，对患者进行训练和再训练，使其能力达到尽可能高的水平"。

本阶段的特点是确立了康复医学的概念，康复医学已成为一门独立的医学学科，在教育、职业、社会等康复领域中也形成了制度的、科学的、技术的体系，各部门、领域间的配合协作进入了轨道，并有了国际交流。这些都标志着康复医学已臻成熟，并已走向世界，逐步得到世界人民和医学界公认。

4. 发展期（1970 年以后） 1970 年以后，世界各国的医疗、教育都有了较快发展。在医疗方面，一些发达国家的康复病床、康复医生和主要康复治疗专业人员的数量都已具有一定规模。不少康复中心和康复科已因成绩显著而闻名于世，如由 Rusk 博士建立的美国纽约大学康复医学研究所（Institute of Rehabilitation Medicine，IRM）；世界物理医学之父 Krusen 和著名专家 Kottke 创建的美国明尼苏达大学物理医学与康复科（Department of Physical Medicine and Rehabilitation，University of Minnesota）；全美规模最大的芝加哥康复研究所（Rehabilitation Institute of Chicago，RIC）；在康复工程等方面研究成果卓著的 Rancho Los Amigo（RLA）医学中心；加拿大渥太华皇家康复中心和 Lynhurst 脊髓损伤康复中心；全球闻名的英国治疗师 Bobath 领导的脑瘫中心（the Cerebral Palsy Centre）和世界著名的 Stoke Mandeville 脊髓损伤中心。这些都成为世界著名的康复医学中心和康复专业人才培训基地。

1982 年康复医学学科建设在中国开始启动。5 月，Rusk 教授率领"世界康复基金会代表团"访问中国并讲学，介绍康复医学基本理论和方法，促进了康复医学在中国的发展。我国于 1983 年成立了中国康复医学研究会（1988 年 5 月更名为中国康复医学会），以后相继成立了中华医学会物理医学与康复学会、中国民政系统康复医学研究会和中国残疾人康复协会四大学术团体，出版了《中华物理医学与康复杂志》、《中国康复》、《中国康复医学杂志》、《中国康复医学理论与实践》等专业杂志。1988 年我国建成集康复医学、康复工程研究和康复专业人员培养于一体的中国康复研究中心（China Rehabilitation Research Centre，CRRC）。此后，国际、国内的康复学术交流活动积极展开。

在教学方面，在此期间各国已有较成熟的毕业前和毕业后康复专业培训方案。国际康复医学会于 1976 年发表了《教育与培训》白皮书，其后三次修订。美国目前已有 81 个康复医师培训点，我国也在同济医科大学、中山医科大学和中国康复研究中心等地建立了康复医师培训基地。在康复治疗技术人员培养方面，各相关治疗师学会均提出了相应的专业人员培训标准、制度并设立培训机构。我国近年也在南京医科大学、安徽医科大学、天津医科大学和中国康复研究中心等建立了康复治疗技术人员的培训基地。这些都证明了康复医学作为一门成熟的学科所显示的水平和影响以及在学术上和技术上所取得的进步。

在这一时期，康复医学学科体系已较完整地确立起来，康复医学的分科已经形成，如骨科康复学、神经科康复学、儿科康复学等。以脑血管病的治疗为例，世界各国正在建立一种"康复网络"，即以"急诊医院＋康复专科医院（康复中心）中的机构康复结合社区康复"为特征的康复网络。随着计算机技术、工程技术和行为医学向康复医学渗透与融合，康复医学的新领域如信息康复学、康复工程学、心理－社会康复学也正在兴起和发展。

随着医学的进步、急慢性病及意外伤害成功救治的提高，必然造成残疾者的数量增加，这些患者对恢复功能和改善生活质量的要求必将更为迫切。顺应这种形势，康复医学的发展和将来必定更加辉煌。

二、康复医学发展基础

任何医学学科的发展都是人类社会需要和医学科学进步的结果。近几十年来康复医学得到迅速发展并日益为社会所重视，其原因主要有以下几个方面：

1. 社会和患者的迫切需要 在医学科技迅猛发展的今天，尽管有特发某种烈性传染病的可能，但总体上讲慢性非传染性疾病已成为当前医学发展的重要问题。目前人类的死因主要是心肌梗死、脑血管意外、癌症和创伤等，这些患者经过临床医师成功抢救，有很大一部分能够存活下来，造成慢性病患者、残疾人、老年患者增多，但运动障碍、认知障碍、言语障碍、社交障碍、心理障碍、疼痛等各种各样的后遗症却造成患者生活无法自理，生活质量严重降低。如何应用医学的方法、手段来进一步改善这些功能障碍,提高患者的生活质量,让"幸存"的患者真正"幸福地生存"下去,有赖于康复医学的物理治疗、作业治疗、言语治疗、心理治疗、康复工程等各种积极的康复措施。

事实证明,康复医学能明显降低死亡率和提高生存质量。如心肌梗死患者中,参加康复治疗者的死亡率比不参加者低36.8%。在脑血管意外存活的患者中,进行积极的康复治疗可使90%的患者能重新步行和生活自理,30%的患者能恢复一些较轻的工作。相反,如果不进行康复治疗,上述两方面的百分率相应只有6%和5%。在癌症患者中,据统计目前有40%左右可以治愈,在余下60%不可治愈的患者中又有60%可以存活15年之久,这些患者在15年中,或有沉重的思想负担,或需另选职业,或因遗留的慢性疼痛,或身体衰竭而受到折磨,所有这些都需要通过积极的康复措施来解决。在创伤方面,以截瘫为例,1950年以前截瘫后只能存活2.9年,20世纪50年代后虽然延长到5.9年,但患者却因残障而成为社会和家庭的负担。由于采取了积极的康复治疗,目前80%以上的截瘫患者能重返工作岗位或继续学习。至于肢体伤残,由于现代假肢与矫形器技术的发展,许多患者装配了先进假肢和自助器具以后,绝大多数能生活自理和重新选择一种合适的职业。康复医学使许多严重残疾的患者不但没有成为社会和家庭的负担,而且还能以不同的方式为社会继续做出贡献,这是康复医学能日益受到社会重视的原因之一。

2. 经济发展的必然结果　在现代社会经济快速发展、文化生活不断提高的前提下,人们已不再仅仅满足于治病保命的低需求,而把能够过上有意义、有质量的生活作为更高的追求目标。以改善和提高残疾者生活质量为宗旨的康复医学就成为人类社会的共同需求。

随着人类社会生产力的不断提高,社会财富日益增多,政府对医疗的投入日益增加,社会保障体系逐渐完善,各种医疗保险制度也日益健全和得以实施。从世界范围来看,越是发达的国家,其医疗保障体制越是完善,政府和社会对医疗的投入越多。美国2017年的健康医疗支出高达3万亿美元,占全部GDP的17%以上。包括医疗保健在内的社会保障项目已经成为美国联邦政府第二大财政支出项目,规模仅次于军费开支。而且美国联邦政府的医疗投入呈逐年猛增的趋势。我国经过10几年的努力,已经建立了适应社会主义市场经济要求的城镇职工基本医疗保险、统一的城乡居民基本医疗保险等医疗保障体系。政府投入的加大、相应政策的支持、社会保障体系的日益完善,为各级康复机构的建立、康复人才培训的开展、康复治疗设备的购置等奠定了基础,使得康复医学的迅速发展成为可能。

3. 科技发展的巨大促进　社会的进步、科技的发展和研究方法的改善为康复医学的发展与创新提供了技术支撑,康复医学正从经验医学向循证医学方向迈进。

计算机技术的发展为康复医学数据系统的开发利用构建了良好的平台,保证了一些多中心、大样本的随机对照研究可以得出科学的结论。同时计算机断层扫描(CT)、正电子发射断层摄影(PET)、磁共振显像(MRI)、功能性磁共振(fMRI)等非创伤性神经影像学技术的出现,为研究康复过程中脑功能的恢复提供了先进的检测手段,促进了康复医学临床研究的发展。膜片钳技术、免疫组织化学技术、场电位记录技术、RNA干扰技术、蛋白质组学技术等先进研究技术的发展也促进了康复医学基础研究的深入开展,如脑的可塑性研究为脑血管病的康复医疗奠定了科学的理论基础。工程技术、自动化技术、材料科学等高新技术与现代康复医学的结合促进了康复工程的发展。如截瘫患者可以借助计算机辅助的功能性电刺激装置或者安装一个外骨骼支架机器人完成"行走";截肢后的现代肌电假肢几乎可以完全模拟和替代正常肢体功能;人工耳蜗使聋人"听"见声音;盲人可借助人工视觉"看"到眼前事物;哑人可借助计算机辅助语音系统"说话";目前广泛应用的康复机器人可对处于不同康复期的患者提供不同强度、不同模式的训练,而使康复锻炼过程定量化、科学化。云计算、大数据、物联网、移动互联网、虚拟现实等信息技术与健康服务的深度融合,极大地提升了康复信息服务能力。

现代社会飞速发展的高科技确实为康复医学的发展提供了宝贵的机会,各种高新技术的广泛运用,使过去的一些幻想变成了现实。

4. 应对重大自然灾害和战争的必要准备　目前人类还不能完全控制自然灾害和避免战争,地震、水火灾害和战争都造成了大量残疾人。对这些患者是否进行康复治疗,其结局是大不一样的,这也是必须重视康复医学发展的主要原因之一。基于这种原因,世界上先进国家都十分重视康复医学,而WHO则对社区康复(Community-based rehabilitation,CBR)在发展中国家的推广尤为积极,因为只有社区康复的发展和推广,才能实现真正意义上的"人人享受康复服务"的目标。

三、我国康复医学的发展和现状

20 世纪 80 年代初我国才开始引进现代康复医学,虽然起步较晚,但在我国政府和卫生部门的重视之下,30 多年来在原有的中西医康复治疗技术基础之上,广泛吸取国际间现代康复的技术和系统理论,已取得飞跃发展和显著成就,逐步建立起具有中国特色的康复医学体系,并且完成了康复立法,制定了有关的政策、法令,康复医学已成为独立的学科。全国建立起了各级康复医疗机构,不仅开展全面康复医疗,也开展专科康复医疗,社区康复也逐步开展,形成了分层级、分阶段的康复医疗服务体系。康复医学教育和康复医学研究工作也得到了蓬勃发展,建立了康复医学机构和专业人员管理体系,成立了康复学术组织,促进了学术交流。

(一) 康复医学的制度与政策建设

我国自从 20 世纪 80 年代初以来出台了一系列关于康复医学的制度与政策。

1982 年初卫生部选择 4 所综合医院和疗养院试办康复医疗机构,开展康复医疗服务,通过试点逐步推广;1984 年卫生部再次强调各级卫生部门要重视和支持康复医学工作。

1989 年 12 月卫生部颁发的《医院分级管理草案(试行)》中规定,各级医院均有负责康复服务的任务,包括医院康复和社区康复两个方面,并且规定二、三级医院必须设立康复医学科,属一级临床科室,还具体规定了二、三级医院康复医学科的设置标准和康复人员的配备要求;一级综合医院能为社区提供康复服务,设立康复门诊、站或点。

1990 年 12 月我国七届人大常委会第十七次会议通过了《中华人民共和国残疾人保障法》,本法的第二章"康复"对于培养康复医学专业人才、设置康复医学医疗机构及其网络等,都做出了明确的规定,如"国家有计划地在综合医院设立康复医学科和必要的专门康复机构,开展康复工作";"国家在医学院校开设康复医学课程,有计划地在医学院校和其他有关院校设置康复专业、培养康复专业人员;采取多种形式对从事康复工作的人员进行技术培训"等。

1991 年 7 月卫生部、民政部、中国残疾人联合会联合颁布了"康复医学事业'八五'规划要点",提出了"八五"期间康复医学事业发展的基本任务和目标。从我国的国情出发,积极培养康复医学各类专业人员,初步形成一支经过较为系统训练的、多学科相配套的康复医学队伍,充分发挥城乡医疗网的作用,整顿、充实、提高现有康复医疗机构。

1996 年 8 月国家颁布了《中华人民共和国老年人权益保障法》,其中对于设置老年人康复设施等也做了规定。

1997 年颁发的《关于卫生改革与发展的决定》,再次强调要"积极发展社区卫生服务"、"积极开展残疾人康复工作"。

2001 年九届人大第四次会议批准的《中华人民共和国国民经济和社会发展第十个五年计划纲要》重申"发展康复医疗"等决策。

2002 年卫生部等六部委经国务院批转的《关于进一步加强残疾人康复工作的意见》中提出到 2015 年实现"人人享有康复服务"的目标。

2008 年 4 月 24 日修订了《中华人民共和国残疾人保障法》。

2008 年 5 月 12 日四川汶川大地震唤起了社会对康复医学服务的空前关注,卫生部和中国残联接连印发了《地震伤员康复指导规范》《四川汶川地震伤员康复工作方案》《关于加强四川地震伤员康复工作有关问题》及《关于做好四川汶川地震转送伤员医疗救治和康复工作》等通知。

2009 年 3 月 17 日《中共中央国务院关于深化医药卫生体制改革的意见》中提出"注重预防、治疗、康复三者结合"的原则。

2010 年 9 月 6 日卫生部等五部委正式下发《关于将部分医疗康复项目纳入基本医疗保障范围》的通知,将运动疗法、偏瘫肢体综合训练、脑瘫肢体综合训练等 9 种医疗康复项目纳入基本医疗保障范围,长期制约我国康复医学事业发展的主要政策瓶颈宣告解除。

2011 年 4 月 14 日卫生部印发了《综合医院康复医学科建设与管理指南》,要求进一步加强对康复医学科的建设和管理,规范服务,逐步提高康复医疗服务水平。

2012 年 2 月 29 日卫生部印发了《"十二五"时期康复医疗工作指导意见》的通知，要求以"注重预防、治疗、康复三者的结合"为指导，以满足人民群众日益增长的康复医疗服务需求为目标，在"十二五"时期全面加强康复医学能力建设，将康复医学发展和康复医疗服务体系建设纳入公立医院改革总体目标，与医疗服务体系建设同步推进、统筹考虑，构建分层级、分阶段的康复医疗服务体系，逐步完善功能，满足人民群众基本康复医疗服务需求，减轻家庭和社会疾病负担，促进社会和谐。

2012 年 3 月 2 日卫生部决定在康复医疗服务体系建设试点城市中选择部分城市重点试点分级医疗、双向转诊工作。

2012 年 3 月 20 日卫生部印发了《康复医院基本标准（2012 年版）》的通知。

2012 年 4 月 27 日卫生部印发了《常用康复治疗技术操作规范（2012 年版）》的通知。

2013 年 1 月 28 日中国残联和卫生部联合下发了《关于共同推动残疾人康复机构与医疗机构加强合作》的通知。

2013 年 4 月 2 日国家卫生和计划生育委员会办公厅组织专家编写了《四肢骨折等 9 个常见病种（手术）早期康复诊疗原则》《脑卒中等 8 个常见病种（手术）康复医疗双向转诊标准（试行）》。

2016 年 3 月 9 日人力资源和社会保障部、国家卫生计生委、民政部、财政部、中国残联联合下发了《关于新增部分医疗康复项目纳入基本医疗保障支付范围》的通知，将康复综合评定等 20 项医疗康复项目纳入基本医疗保险支付范围。

2016 年 8 月 3 日国务院关于印发《"十三五"加快残疾人小康进程规划纲要》的通知。2016 年 10 月 12 日中国残联、国家卫生计生委、民政部、教育部、人力资源和社会保障部联合制定了《残疾人康复服务"十三五"实施方案》，方案中明确指出：加强康复医院、康复医学科规范化建设，在城市二级医院资源丰富的地方，支持二级综合医院在符合区域医疗机构设置规划的前提下，转型建立以康复医疗为主的综合医院或康复医院。

2016 年 8 月 19 日中央总书记、国家主席、中央军委主席习近平在全国卫生与健康大会上讲话时强调，没有全民健康，就没有全面小康。要让广大人民群众享有公平可及、系统连续的预防、治疗、康复、健康促进等健康服务。

2016 年 10 月 25 日中共中央、国务院发布了《"健康中国 2030"规划纲要》，这是建国以来首次在国家层面提出的健康领域中长期战略规划。纲要中明确提出了要维护残疾人健康，制定实施残疾预防和残疾人康复条例，加大符合条件的低收入残疾人医疗救助力度，进一步完善康复服务体系，加强残疾人康复和托养设施建设，建立医疗机构与残疾人专业康复机构双向转诊机制等。

2016 年 12 月 27 日国务院印发了《"十三五"卫生与健康规划》的通知，确保残疾人享有健康服务，加大符合条件的低收入残疾人医疗救助力度，逐步将符合条件的残疾人医疗康复项目按规定纳入基本医疗保险支付范围。实施精准康复服务行动，以残疾儿童和持证残疾人为重点，有康复需求的残疾人接受基本康复服务的比例达到 80%。

2017 年 2 月 28 日国务院印发了《"十三五"国家老龄事业发展和养老体系建设规划》的通知，通知中明确提出加强老年康复医院、护理院、临终关怀机构和综合医院老年病科建设。

2017 年 11 月 8 日为了鼓励社会力量举办康复医疗机构，打通专业康复医疗服务和居家康复的"最后一公里"，卫计委组织制定了《康复医疗中心基本标准（试行）》《护理中心基本标准（试行）》及管理规范，并发布了"关于印发康复医疗中心、护理中心基本标准和管理规范（试行）的通知"，人们翘首以待的就近享受康复、护理服务的愿望实现正在提速。

国家的立法、党中央和国务院的决策、政府有关部门采取的措施为我国康复医学事业的发展指明了方向，提供了制度保障，也激励了康复医务工作者的积极性，促进了我国康复医学事业更快的发展。

（二）康复医疗机构网的建设

从 20 世纪 80 年代起，我国各省、市、自治区陆续建立了不少康复中心、康复医院、康复门诊和荣军康复医院，向病、伤、残者提供康复服务。1988 年在北京落成的"中国康复研究中心"是现代康复医学在我国起步和形成体系的重要标志之一。在 90 年代初，为落实"八五"规划纲要和综合医院分级管理的实施，各二、三级综合医院都设立了康复医学科和康复门诊，并在近十年内向一级医院扩展；许多疗养院改为康复医院；各地残联也纷纷建立康复站、点，开展残疾人康复服务。与此同时，还成立了许多专科康复医院、中心、门诊等机构。

我国自 1986 年在一些省、市、自治区开始社区康复试点以来，近年来社区康复机构发展也加快了速度，不少地区的街道、乡村卫生室(所)开展了社区康复工作。有些地区的残联组织直接在社区开设专门的康复医疗服务机构。社区康复可以充分利用和发挥社区基层的人力、物力等资源，既方便开展康复预防工作，又方便群众就近就医，同时也减轻了社会各方面的经济负担，所以受到普遍的欢迎。在大力推进社区康复建设的同时，也积极将康复服务延伸到残疾患者的家庭，由患者家属帮助患者进行康复活动。

当前，伴随着我国的三级预防医疗保健网的建设与发展，由康复中心、综合医院和疗养院中设立的康复医学科以及社区康复站、点，共同组成了我国独有的康复医疗机构体系和网络，为落实《"十三五"卫生与健康规划》中确保残疾人享有健康服务的宏伟目标奠定了基础。

(三) 康复医疗工作的成就

1987 年和 2006 年我国进行了两次全国残疾人抽样调查，对全国残疾人数量、残疾类型、残疾程度等进行了统计，为各项残疾人事业的开展提供了依据。1988~1995 年全国性有领导、有计划地进行了"小儿麻痹后遗症矫治手术"、"白内障复明手术"、"聋儿听力语言训练"等三项康复治疗，其结果是使 107 万白内障患者重见光明，36 万儿麻后遗症患者经矫治手术改善了功能，近 6 万聋儿开口说话。与此同时，还在三项康复技术推广过程中，在全国建立了相关的康复技术服务体系，包括白内障手术复明中心 2235 个，小儿麻痹后遗症矫治手术中心 980 个，聋耳听力语言训练中心(部、点)1430 个。此后，残疾人康复工作内容又扩展到低视力康复、精神病防治康复、智力残疾儿童康复、用品用具供应服务等诸多领域。进入新世纪，康复医疗工作拓展到脑瘫儿童康复训练、成年智力残疾人康复训练服务、盲人定向行走训练服务、麻风畸残康复、神经康复、疼痛康复、骨科康复、心肺康复、肿瘤康复、盆底康复、老年病康复等新领域。我国的康复专业人员在应用技术研究方面取得了一大批科研成果，近年来该领域的研究已逐步向深层次基础研究发展，并且已取得了令人瞩目的成就。

我国在康复医疗的临床实践中也取得了可喜的成绩。例如，北京 304 医院最早在国内开展烧伤患者功能恢复的研究工作，从而使我国对烧伤治疗由单纯的保生命进入到重视对患者的功能恢复，大大提高了烧伤患者的生活质量。由中国康复研究中心牵头，全国 15 所医院协作的国家"九五"科技攻关课题——"急性脑卒中早期康复的研究"表明，急性脑卒中患者在发病 14 天内就施行康复治疗，其运动功能可达 3 级以上，应用中西医结合方法治疗有利于促进患者的功能恢复。

《肺心病缓解期康复治疗研究》是我国第一个纳入国家科技攻关项目的康复医学领域课题，由中日友好医院承担，已取得成果，顺利通过国家验收。我国学者对慢性阻塞性肺疾病(chronic obstructive pulmonary disease，COPD)患者康复治疗研究取得多项成果，其中包括确证了积极的康复治疗能减低 10 年呼吸功能自然衰退率，提高 10 年生存率，明显减少每年住院时间和降低呼吸功能衰竭的死亡率。

中枢神经系统导致的痉挛性瘫痪是康复的一大难点，为了减轻或消除肢体痉挛以利于患者功能训练，我国学者采用高选择性脊神经后根切断术(high selective spinal posterior rhizotomy，SPR)以及我国独创的穴位经皮神经电刺激术(Han's acupoint nerve stimulator，HANS)治疗脊髓损伤引起的痉挛疗效显著。近年来 SPR 在我国更多用于治疗痉挛性脑瘫，近期痉挛解除率达 98%，术后经过功能训练，行走能力、步态、姿势与生活自理能力有较大改善。

精神康复的"上海模式"赢得了国际声誉。80 年代以来，我国精神康复迅速发展，在患者住院时强调全面康复的重要性，在原来工作治疗、文娱治疗的基础上，又增加了音乐治疗、社交技能训练、行为矫正训练、就业技能训练等，提高了康复效果。经过上海的试点研究，建立起具有我国特色的精神疾病社区防治康复管理体系，这是我国十多年来精神康复研究的最大成就。

社区康复是我国康复工作的基础，我国的专家和社区康复工作者围绕社区康复的概念、模式、发展战略、评估体系、管理方式、效益等问题开展了系列研究，取得了一些共识：如社区康复应因地制宜、多模式建设、分阶段发展、与初级卫生保健相结合，与社区服务相结合，走社会化道路，重在第一线人员培训，抓紧计划和管理。

(四) 康复学术组织的建立

1983 年卫生部批准成立了中国康复医学研究会(1988 年更名为中国康复医学会)，这是我国第一个康复医学专业学术团体。该学会目前已有康复医学教育、康复治疗等33个二级专业委员会,26个省、市、自治区也建立了省级的康复医学会,部分地区建起了市级康复医学会。

1985年"中华理疗学会"更名为"中华物理医学与康复学会"。

1986年中国残疾人联合会成立了"中国残疾人康复学会",并下设14个康复专业委员会。

1988年民政部成立了"全国民政系统康复医学研究会"。

2003年中国医师协会康复医师分会成立。

多年来,中国康复医学会及各地方学会在团结康复医学工作者、促进学术交流、传播学科信息、培训专业人员、开展学术研究等方面做了大量的工作,是我国康复医学事业发展的重要推动力量。

(五) 康复专业著作、期刊的出版

1984年出版了《康复医学》,是我国第一部康复医学的专著。此后又出版了大型综合性康复医学专著,如《中国康复医学》《中国康复理论与实践》《实用康复医学》等。还有专科性康复医学专著,如《偏瘫的现代评价与治疗》《康复评定》《康复心脏病学》《现代康复护理》《中医康复学》等。针对社区康复的需要,出版了《康复指导丛书》和《残疾预防丛书》。还有国内外第一部全面论述残疾预防理论与方法的专著《中国残疾预防学》。陆续翻译出版了Rusk教授主编的《康复医学》,世界卫生组织的《在社区练习残疾人》《国际残疾分类》《残疾的预防与康复》,日本的《康复白皮书》《康复技术全书》等。康复治疗(技术)专业用教材(本科、专科、中职)及医学院校本科、专科开设的康复医学教材均能满足教学需要。

1986年《中国康复医学杂志》创刊;随后又有《中国康复理论与实践》《中国临床康复》《中华物理医学与康复》《中国康复》《中国心血管康复医学杂志》《中国脊柱脊髓杂志》《神经病学与神经康复学杂志》《中国听力语言康复科学杂志》《中国运动医学杂志》《中国肿瘤临床与康复》《中国组织工程研究与临床康复》《卒中与神经疾病》等专业期刊相继创刊。

第三节　康复医学的内容

康复医学是一门跨学科的应用科学,又是一门具有专科理论和专门技术的医学科学。其主要内容包括康复基础学、康复功能评定、康复治疗技术、临床康复治疗和社区康复等。

一、康复基础学

康复基础学是指康复医学的理论基础,重点是与康复功能训练,特别是与主动功能训练有关的解剖学、生理学、人体发育、运动学,以及与患者生活和社会活动密切相关的环境改造学。

解剖学是研究正常人体形态结构的科学,可分为系统解剖学和局部解剖学。系统解剖学按人体功能系统分别研究各个器官的形态结构,所涉及的康复基础包括运动系统(运动生物力学、运动生化以及制动对机体的影响)、神经系统、循环系统、呼吸系统、内分泌系统、泌尿生殖系统等。局部解剖学研究人体各局部器官的形态结构。

生理学是一门研究生物体功能活动规律的科学。它研究生命活动的新陈代谢、生物体对外界环境变化的反应及兴奋性和生殖。它探讨人体功能活动的调节方式:神经调节、体液调节和自身调节,以及发生功能变化时的反馈调节。

人体发育及运动学是一门研究正常人体各器官的组织结构以及运动功能等发育的科学。

环境改造学是通过调整环境以适应残疾人的生活、学习或工作需要的一门科学。环境改造的目的就是通过建立无障碍设施,消除环境对残疾人造成的各种障碍,为残疾人参与社会活动创造基本条件。

二、康复功能评定

康复功能评定是指在临床检查的基础上,对病、伤、残者的功能状况及其水平进行客观、定性或定量的描述,并对结果做出合理解释的过程。康复功能评定之于康复医学,就如同诊断之于临床医学一样重要。每位患者所能达到的最终康复效果受到很多主观和客观因素的影响,但最根本的还是取决于患者的功能障碍情况。因此,全面了解患者功能状态是确定康复目标、制订康复方案、最大限度地帮助患者恢复功能的前提。

康复功能评定需要客观、系统地对个体功能水平进行评定,康复评定的主要内容包括:①运动功能评定,如肌力、肌张力、反射、关节活动度、步态分析、平衡与协调功能、感觉功能、心肺运动试验等评定;②生物力学评定;③日常生活活动能力与社会功能评定,包括日常生活活动能力评定和生活质量评定;④脑高级功能评定,包括言语功能评定(语言功能障碍筛选、失语症、构音障碍、语言发育迟缓评定等)、吞咽功能评定、心理功能评定(认知功能、知觉、智力、人格、情绪评定等)等;⑤神经生理功能检查,如肌电图、神经传导速度测定、诱发电位、低频电诊断等;⑥康复医学特殊问题的评定,如压疮、疼痛、二便和性功能等的评定;⑦环境评定;⑧就业前评定。

康复功能评定能够使"诊断"更精确,并将功能水平数量化,从而制订有效、适合的康复治疗计划。康复评定至少在治疗的前、中、后期各进行一次,中期评定可进行多次,根据每次评定的结果,对前一段康复治疗的效果做出客观评价,制订、修改下一步的康复治疗计划。可以说康复治疗的各个阶段都始于评定、终止于评定。

三、康复治疗技术

康复治疗技术是康复医学的主要内容,可定义为帮助残疾人获得知识和技能,最大程度获得躯体、精神和社会功能的一个主动的、动态的过程。康复治疗可最大限度地增加患者的功能,将残疾与残障降低到最低程度,从而促进活动能力和参与能力。常用的康复治疗技术有以下几种:

1. 物理治疗　物理治疗(physiotherapy,physical therapy,PT)是运用最广的康复治疗技术,包括物理因子疗法(非力学方法)和运动疗法(力学方法)。

(1) 物理因子疗法:简称理疗,是指用人工物理因子如电、光、声、磁、冷、热、水等治疗各种疾病的方法,对减轻炎症、缓解疼痛、改善肌肉瘫痪、抑制痉挛、防止瘢痕的增生以及促进局部血液循环等均有较好效果。常用的理疗有:①电疗(低频电疗法、中频电疗法、高频电疗法);②光疗(红外线疗法、可见光疗法、紫外线疗法、激光疗法等);③超声波疗法;④磁场疗法;⑤温热疗法(石蜡疗法、砂粒疗法、泥疗法等);⑥水疗法(浸浴、淋浴、哈巴德槽浴、步行浴、涡流浴、气泡浴、水中运动等);⑦生物反馈疗法等。

(2) 运动疗法:运动疗法是以运动学和神经生理学为基础,使用器械、徒手手法或依靠患者自身的力量,通过某种方式(主动或被动运动等)的运动,达到预防、改善和恢复身体功能障碍及功能低下的一种治疗方法。常用的运动疗法技术有:①常规运动疗法(关节活动范围训练、肌力和耐力增强训练、平衡和协调能力训练、站立和转移能力训练、步行能力训练、呼吸运动及排痰能力训练、心肺功能训练等);②神经生理学疗法(Brunnstrom疗法、Rood疗法、Bobath疗法、PNF疗法等);③运动再学习疗法;④其他常用运动疗法技术(如麦肯基力学疗法、关节松动术、按摩疗法、牵引技术、水中运动、医疗体操等)。在运动疗法技术使用过程中,所应用的基本运动种类有被动运动、主动运动、抗阻运动和牵张运动。

2. 作业疗法　作业疗法(occupational therapy,OT)是指针对病、伤、残者的功能障碍,从日常生活活动、工作或劳动、休闲活动中有针对性地选取一些作业活动,对患者进行训练,以恢复患者的独立生活能力的治疗方法。目的是减轻残疾,保持健康,增强患者参与社会、适应环境、创造生活的能力。主要用于日常生活活动障碍、肢体精细动作和认知功能障碍的患者。常用的作业疗法有:①功能性作业疗法(如木工、纺织、刺绣、雕刻、手工艺品制作等手工操作,套环、七巧板、书法、绘画等游戏活动);②日常生活能力训练(如进食、梳洗、更衣、如厕、家务劳动、床椅转移等训练);③感知和认知障碍的训练(如失认症、失用症、注意障碍、记忆障碍等的训练);④假肢、矫形器及特殊轮椅的操纵和使用训练;⑤自助具(aids)的制作;⑥压力治疗(pressure therapy);⑦康复环境设计及改造等。

具体的作业治疗训练项目应根据患者的性别、年龄、兴趣、原来的职业和障碍等情况进行选择。

3. 言语治疗　言语治疗(speech therapy,ST)是针对脑外伤、脑卒中、小儿脑瘫、头颈部肿瘤、先天缺陷等引起的语言交流障碍的患者进行言语功能评定和矫治的方法。常见的语言障碍有听觉障碍、语言发音迟缓、失语症、言语失用、构音障碍和口吃等,通过评定,鉴别言语或语言障碍的类型,给予针对性的练习,如发音器官和构音结构练习、单音刺激、物品命名练习、读字练习、情景会话练习等方法,以恢复或改善患者的言语交流能力。

对于经过系统言语治疗仍难以恢复言语交流能力的患者,可对其进行言语代偿交流方法的训练,如交流板、交流册和电脑等,以增强交流能力。

近年来神经系统损伤后所致的吞咽功能障碍越来越受到康复医学界重视,针对吞咽障碍的康复评定和治疗也在不断探索和完善中。临床检查包括饮水试验、食管的运动能力以及口腔、咽喉的功能状况等。X 线造影录像(VF)应该是最为客观、准确的检查方法。在评定的基础上,对患者进行针对性的直接或间接的口腔、面部等运动能力的训练,以及摄食训练和摄食 - 吞咽障碍的综合训练。

4. 心理治疗　心理治疗(psychological therapy)是通过观察、谈话、实验和心理测验(性格、智力、人格、神经心理和心理适应能力等)对患者进行心理学评价、心理咨询和心理治疗的方法。常用的心理治疗包括精神支持疗法、暗示疗法、催眠疗法、行为疗法、脱敏疗法、松弛疗法、音乐疗法和心理咨询等。通过心理治疗,使患者以积极、主动的态度参与康复治疗、家庭和社会生活。患者的精神和心理因素可以影响其整体功能的恢复程度,甚至影响预后和生活质量,康复医学专业人员应重视每一位个体的心理评定和治疗。

5. 文体疗法　文体疗法(recreation therapy,RT)是选择患者力所能及的一些文娱、体育活动对其进行治疗的一种疗法。文体疗法不但可以提高患者的身体功能,改善平衡和协调能力,还能增强其信心,使其得到娱乐,从而调整心理状态。

6. 中国传统治疗　中国传统治疗(traditional Chinese medicine,TCM)包括中药、针灸、推拿按摩、气功、武术等。这些治疗方法在调整机体整体功能、疼痛处理与控制、身体平衡和协调功能改善以及运动养生和饮食养生等方面具有独特的作用。综合应用中国传统治疗与康复训练能进一步提高患者的功能。中西医结合的康复治疗方法在全球范围内越来越受到重视和推崇。特别是近年来科研人员应用现代医学的科学实验方法逐步证明了中国传统治疗的有效性和安全性,有力地推动了其发展和在康复医学中的应用程度。

7. 康复工程　康复工程(rehabilitation engineering,RE)是应用现代工程学的原理和方法,为残疾人设计与制作假肢、矫形器、自助具和进行无障碍环境的改造等,最大限度地恢复、代偿或重建患者的功能,为其回归社会创造条件,是重要的康复手段之一。特别是对一般治疗方法效果不理想的身体器官缺损和功能障碍者,它是一种主要的、甚至唯一的治疗手段。康复工程的内容主要包括假肢、矫形器等功能代偿用品、功能重建用品、装饰性假器官等的设计与制作、无障碍建筑的设计等。

8. 康复护理　康复护理(rehabilitation nursing,RN)是实施早期康复的主要组成部分,也是决定患者康复成功与否的关键组成部分。如果患者的功能未能很好地发挥,不能正常地生活和工作,这就意味着护理工作还没有结束。康复护理人员应该理解和熟悉康复医学的基本概念、主要内容和技能,并使之渗透到整体护理工作中,使康复观念和基本技术成为整体护理工作的一部分。

康复护理是促进患者在其生活环境中获得最高功能水平的一个动态过程。康复护理人员是康复对象的照顾者、早期康复的执行者、将康复治疗转移到日常生活中的督促者、对患者存在问题的协调者和健康教育者,如在病房中为防止肌肉萎缩和关节僵直而鼓励患者早期进行肢体主动或被动运动,鼓励患者利用自助具进食、穿衣、梳洗、排泄等。康复护理要为患者提供良好的康复环境及有益的活动,避免并发症和继发残疾,创造和利用各种条件将功能训练内容与日常生活活动相结合,提高患者的生活自理能力。

9. 社会康复服务　社会康复服务(social rehabilitation work,SW)是一项为残疾人的社会需求提供服务的工作。社会康复服务人员首先应该对患者的生活理想、家庭成员构成情况及相互关系、社会背景、家庭经济、住房和社区环境等进行了解和评定,然后协调好残疾者与社会间的相互适应关系。例如,住院期间帮助患者尽快熟悉和适应环境,正确对待现实和将来,树立生活信心,与家人一道向社会福利、服务、保险和救济部门求得帮助;在治疗期间协调患者与康复各专业成员的关系;在出院后进行随访,帮助他们与社会有关部门联系,解决实际困难。

10. 职业康复治疗 职业康复治疗(vocational rehabilitation therapy)是通过对患者致残前的职业专长、职业兴趣、工作习惯、作业速度、工作技能、身心功能状况、就业潜力及职业适应能力做出综合性分析与评估,帮助选择能发挥其潜能的职业项目,对适宜就业者提出建议,对需要进行就业者帮助其进行就业前适应性训练,为回归社会打下基础。

四、临床康复

临床康复是对临床各科各类伤病所致的功能障碍进行有针对性的康复功能评定和康复治疗。康复治疗介入越早,结局越好。目前已形成多个临床康复亚专业,如肌肉骨骼康复、神经康复、内外科疾患康复等。

1. 肌肉骨骼康复 研究人体肌肉骨骼疾病的临床处理、功能评定和康复治疗的专业。涉及疾病主要包括骨折、运动创伤、截肢、关节置换术、颈椎病、腰椎间盘突出症、骨关节炎、类风湿关节炎、软组织损伤和烧伤等。

2. 神经康复 研究人体中枢神经和周围神经系统疾病的临床特点、功能评定、康复治疗和功能结局。中枢神经系统疾病包括脑卒中、脑外伤、脑性瘫痪、老年痴呆症及脊髓损伤、脊髓炎等。周围神经系统疾病包括脊神经病变、神经丛和神经干损伤等。

3. 内外科疾患康复 研究内外科系统疾病,如原发性高血压、冠心病、慢性充血性心力衰竭、糖尿病、慢性阻塞性肺疾病、肿瘤、下肢深静脉血栓、肠粘连等的临床特点、功能评定和康复治疗。

五、社区康复

社区康复(community-based rehabilitation,CBR)是 1976 年 WHO 提出的一种新的、有效的、经济的康复服务途径。1981 年 WHO 康复专家委员会所下的定义是:"社区康复是在社区的层次上采取的康复措施,这些措施是利用和依靠社区的人力资源而进行的,包括依靠有残损、失能、残障的人员本身,以及他们的家庭和社会。"CBR 确保残疾人能充分发挥其身心能力,能够获得正常的服务与机会,能够完全融入所在社区和社会之中。CBR 强调的是充分利用社区资源,鼓励病、伤、残者及其家庭的积极参与。社区康复计划必须包括转介服务部分。一些康复技术由上级机构(机构康复,institution based rehabilitation,IBR)指导,而一些难以在社区解决的困难问题,又必须向上级机构转送。这种上下转介系统是 CBR 的重要内容。

CBR 就是在社区的范围内,依靠社区的行政领导和群众组织,依靠社区人力、物力、信息和技术,在基层条件下以简便实用的方式向残疾人提供全面康复服务。CBR 的优点就是服务面广、方便快捷、实用易行、费用低,有利于残疾人回归家庭和社会,应大力推广,以解决大部分残疾人的康复问题。

(王俊华)

本章小结

康复是指综合、协调地应用各种措施,以减少病、伤、残者的身体、心理和社会的功能障碍,发挥其最高潜能,提高生存质量,以利于他们重返社会。康复医学是一门有关促进残疾人及患者康复的医学学科,是一门具有独立的理论基础、功能评定方法、治疗技能和规范的医学应用学科,与预防医学、治疗医学、保健医学共同组成了现代医学体系的四个方面。现代康复医学的核心思想是全面康复,应贯穿于康复医疗服务的始终。康复治疗的基本技术作为康复医学的重要手段,在残疾的预防和治疗过程中发挥着越来越重要的作用,被广泛应用。

我国康复医学虽然起步较晚,但在政府和卫生部门的重视之下,在原有的中西医康复治疗技术基础之上,广泛吸取国际现代康复的技术和系统理论,已建立起具有中国特色的康复医学体系。

思考题

1. 康复治疗方法包括哪些方面?
2. 传统治疗医学与康复医学有何区别?

扫一扫,测一测

思路解析

<table>
<tr><td>第二章</td><td>康复医学的地位和作用</td></tr>
</table>

学习目标

1. 掌握：健康新概念的内涵；医学新模式的内容；康复医学与其他医学的联系和区别。
2. 熟悉：健康新概念、全新医学模式和疾病谱系新变化与康复医学发展的内在联系；康复医学、康复治疗学在现代医学体系的地位和作用。
3. 了解：康复治疗技术岗位重要性；康复治疗师的作用。
4. 学会运用全面康复的理论处理临床诊疗问题。
5. 培养康复效益观念，明确康复治疗学的地位和作用，服务功能障碍者。

　　康复医学是一门新兴学科，它与临床医学、预防医学和保健医学一起构成了现代医学体系，在整个医疗体系中占有十分重要的位置。其学科的发展与人类物质文明与精神文明建设的提高息息相关，是经济发展、社会进步、医疗需求的提升和医学科学发展的必然结果。进入 20 世纪 80 年代后，康复医学日益被人们所重视，在世界范围内得到迅速发展，加之疾病的结构、人们对健康的要求和对医学模式的需求均发生了明显的变化，康复医学的发展顺应了这一大趋势，被视为 21 世纪最有发展潜力的学科。

第一节　康复医学在现代医学中的地位和作用

一、当代疾病谱的变化

　　1. **慢性非传染性疾病已成为影响人类健康的主要原因**　在人类历史上，传染病、营养不良性疾病和寄生虫病一度是威胁人类健康的主要原因。但随着社会的发展、经济的日益发达、医疗卫生事业的进步和医学科学技术的提高，人类的"疾病谱"和"死亡谱"发生了根本性变化。目前人类的死因主要是心肌梗死、脑血管意外、癌症和创伤，这些病人除急性死亡者外，还有很大部分遗留或伴随有不同程度功能障碍者可以存活一个相当长的时间，对于存活者的生活质量的提高，有待于康复医学的介入。此外，由于严重疾病和损伤抢救成功率和伤病后存活率的提高，功能障碍者的人数必然增多，而功能的恢复和改善亦有待于康复治疗和训练。例如，心肌梗死存活的康复治疗可以使复发的死亡率降低36.8%；康复治疗可使 90% 的脑卒中患者恢复步行和自理生活，30% 的患者恢复较轻的工作。而不进行康复治疗者，上述两方面的恢复只有 60% 和 5%。此外，康复治疗者比不康复者的死亡率低 12%。在创伤方面，以外伤性截瘫为例，1950 年前截瘫后只能存活 2.9 年，由于康复医学的发展，这类患者中83% 能够重返工作和学习岗位。由于现代假肢技术的进展，绝大多数截肢者能自理生活和重新就业。
　　2. **人口寿命的延长和老龄化的需要**　随着生活及医疗水平的提高，人类的寿命不断延长，我国已进入老龄化社会,而且发展迅速。截止到 2016 年,我国 60 周岁及以上人口 23 086 万人,占总人口的 16.7%;65 周岁及以上人口 15 003 万人,占总人口的 10.8%。老年人不仅易患有多种老年病和慢性病,而且恢复期长,往往留下不同程度的功能障碍,迫切需要进行康复。近年来老年康复问题日益突出,这也使得康复医学的重要性更为突出。

3. 自然灾害和人为灾害对康复医学发展的促进　自然灾害(地震、海啸)和人为灾害(战争、交通事故、意外伤害和刺激性运动)是康复医学发展的重大促进因素,灾难救助催生了康复需求,促进了康复医学的发展进步,灾难救助中实施康复早期介入可有效避免或减少残疾的发生。第一次世界大战促进现代康复医学的萌芽;第二次世界大战的战伤和小儿麻痹症流行导致的大量后遗症患者促进现代康复医学体系的形成;2008 年汶川大地震后卫生部和民政、残联等部门联合,通过早期康复医疗的介入,使得 37 万受伤者中只有 7000 余人因灾致残,远远好于最初预计的致残数万人,这一积极的成果激发了政府和公众对康复医疗的重视,大大促进了对我国康复医学事业重要性的社会共识。

二、对健康的认识与提高

健康是人类最宝贵的财富,是高品质生活的保证,亘古以来健康就是人类对美好生活的向往和不断追寻的目标。然而什么是健康,并不是每个人都能正确理解。长期以来,人们认为"身体没有病、不虚弱就是健康"。其实,这样的认识是不准确、不全面的。随着社会发展、人们生活水平的提高、疾病谱与死亡谱的变化和医学模式的转变,人们的健康观念发生了根本性转变,健康的内涵也在不断地丰富和完善。

20 世纪 30 年代,人们已经认识到人体是一个复杂的层次系统,人体健康是体内各系统各层次结构和功能耦合的结果。20 世纪 40 年代末,出现了从整体角度出发来研究医学的趋势。1947 年世界卫生组织提出了著名的健康三维概念:"健康乃是一种躯体上、心理上和社会上的完满状态,而不仅仅是没有疾病或虚弱"。在 1988 年国际心理卫生协会年会上,与会代表又为健康补充了新的内容:健康的概念还必须包括道德品质。因此,健康应是"身体、心理、社会适应、道德品质的良好状态"。正是这个健康新概念,促使人们的健康观发生了变化,结束了"无病就是健康"的旧观念。1990 年世界卫生组织进一步定义了四维健康的概念,即"一个人在身体健康、心理健康、社会适应健康和道德健康四方面皆健全"。再到 1992 年世界卫生组织在《维多利亚宣言》中提出了健康的四大基石:膳食合理、适量运动、良好生活习惯、心理平衡。心理健康是指人的内心世界充实、和谐安宁的状态,并与周围环境保持协调均衡。心理变化常常会引起一系列的生理变化,强烈或持久的负性情绪能引起生理器官或系统功能的失调,从而可以诱发心身疾病。从康复医学角度来看,伤病患者的心理状态对整个康复治疗过程能否顺利进行起到至关重要的作用。

新的健康概念告诉人们只有在躯体的、心理的、社会的、道德的各层面之间保持相对平衡和良好状态,才能称得上健康,这是一个整体的、积极向上的健康观。康复医学的目标就是使患者全面康复,这与健康新观念的精神是一致的。新的健康观念说明人们对健康的理解越来越科学,越来越完善,对自身健康的要求越来越高,对幸福的追求越来越趋完美。传统观念"好死不如赖活"已经被唾弃,人们从治病保命的低水平需求,逐渐提高到回归社会、与正常人享受同等权利和义务的需求,追求品质生活已经成为广大病伤残者的共同心愿。

三、医学模式的转变

1. 医学模式的进化　医学模式是人类为保护健康与疾病作斗争时观察、分析和处理各种问题的标准形式和方法,是人类获取健康和与疾病作斗争的经验总结,它随着医学科学的发展与人类健康需求而不断完善。从医学的产生到现在,医学模式大致经历了神灵主义医学模式、自然哲学的医学模式、机械论的医学模式、生物医学模式、生物 - 心理 - 社会医学模式等几个阶段。

传统的医学模式是生物医学模式,将人体只作为局部的、孤立的、静止的研究,认为每一种疾病都必须并且可以在器官、组织、细胞上找到可测量的形态或化学上的变化,都可以确定出生物的或理化方面的特定原因,都可以找到针对某一疾病病因的特异手段;在临床治疗上将对象视为一个患病的生物体,绝大部分医学技术都是强调医者的操作和指令,而鲜有患者的主动参与。然而,人不仅是生物人,还是社会人,除生物因素外,心理精神因素和社会因素也都是致病的主要因素,生物医学模式突出的缺限是在根本上忽视了作为医疗对象"人"的完整性。20世纪70年代美国精神病学专家恩格尔(G.L.Engle)提出生物 - 心理 - 社会的新医学模式,并迅速得到认可,成为现代医学教育、研究、临床医疗服务的指导思想。

2. 生物 - 心理 - 社会医学模式的特点　生物 - 心理 - 社会医学模式是整体式的,强调人的整体性,无论治病、预防和康复,都把人视为一个整体。医务人员对患者的诊疗,既要考虑患者的躯体情况,还要考虑个性心理特征、社会环境诸方面;既重视局部病灶的病因、病理,更注意患者的整体情况,强调心理、社会因素在疾病发生、发展、转归中的重要作用。对患者的治疗既注重药物、手术等治疗方式,也注重调节患者的心理状态和可能影响疾病的社会环境因素。这一新的医学模式与康复医学的内涵相一致。

生物 - 心理 - 社会医学模式的特点还体现在新型医患关系上。医患关系的三种基本模式:一是主动与被动模式,二是指导与合作模式,三是相互参与与协商模式。生物 - 心理 - 社会医学模式在医学临床实践逐步发展成新的医患关系模式。患者是参与者主体,主导是医生,在原有高尚医德要求之外,对医务人员提出新的要求:高度弘扬医学人道主义精神,尊重患者的生命价值、尊严、地位和自主权,平等对待每一位患者,塑造并维护医患之间的平衡、平等的关系。康复医学的基本模式就是强调以伤病者为中心,充分调动其康复治疗时的主观能动性,重视其社会心理因素在康复中的作用,从而达到加快患者早日康复之目的。

生物 - 心理 - 社会医学模式也是康复医学重视提高功能和全面康复的理论基础。传统的生物医学模式临床诊疗思维是由病因到病理变化进而到症状上的,治病主要是仅要消除临床症状;而新的医学模式临床诊疗思维则从重视功能的改变及其影响出发,即是疾病(损伤)- 功能(结构)缺陷 - 个体功能活动受限 - 社会参与活动受限,治病不仅要消除临床症状,也要利用康复医学方法预防和恢复功能上缺陷和障碍,使其能重返社会、参与社会,即"治病 - 救命 - 功能 - 职业能力"。这种新医学模式的实施大大促进康复医学的发展。

第二节　康复医学与其他医学的关系

现代医学体系由临床医学、康复医学、预防医学与保健医学四个方面组成。其共同目标是保障人类的健康,在维护人类健康的过程中,四者密切配合、共同而协调地发挥作用,有区别也有联系。康复医学与预防医学、临床医学、保健医学的任务和方法不同,但同属医学科学体系,同样以解剖学、生理学、病理学、病因学等基础科学为基础,在实践工作中康复医学和其他医学学科是相互交叉、重叠和渗透的(图2-1)。

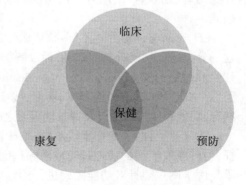

图 2-1　现代医学体系四大方面关系

一、与临床医学的关系

临床医学和康复医学都是现代医学体系的重要组成部分,康复医学和临床医学的最终目的是一致的,都是为了恢复患者的健康,它们既相互区别又相互结合、相互渗透、相辅相成。

1. 康复医学与临床医学相互渗透　康复医学与临床医学相互渗透,贯穿到临床治疗的全过程,使临床医学更完美。一方面,康复治疗过程经常需要同时进行临床治疗,且利用临床手段矫治或预防残疾,如小儿麻痹后遗症的手术矫治;另一方面,临床治疗过程也需要康复治疗积极地介入。例如,心肌梗死、脑卒中、脑外伤、脊髓损伤等患者均早期活动和功能锻炼,可以缩短住院时间,提高功能恢复的程度,减少后遗症,提高临床疗效。综合医院康复医学科的生命力就在于积极渗透到疾病早期治疗,使其成为医院工作的基本组成。临床医学与康复医学在疾病急性期和亚急性期总是相互交织。从医疗的时间上,康复医疗不再是临床医疗的延续,而应尽早和临床医疗同时进行。从医疗空间或范围上,康复医学已深入传统临床治疗医学的各专科领域,形成了如骨科康复学、神经康复学等亚专科康复学。近年来国际及国内建立的专科中心,如脊髓损伤中心、脑卒中单元等,为患者提供从临床急救、早期治疗和早期康复的系列服务,取得了治疗效果良好、住院时间短及花费相对较少的结果,充分体现了临床治疗医学和康复医学密切结合的优越性,也体现了医学发展从生物医学模式向生物-心理-社会医学模式的转变。

2. 康复医学与临床医学的区别　康复医学和临床医学的最终目的是一致的,都是为了恢复患者的健康,但是临床实践中在理念、途径、方法、手段上各有侧重,存在着明显区别(表2-1)。

表 2-1　临床医学与康复医学的区别

项目	临床医学	康复医学
核心理念	以人体疾病为中心	以人体功能障碍为中心
医学模式	强调生物医学模式	强调生物-心理-社会医学模式
工作对象	各类伤病患者	各类病伤残者
诊断或评价	疾病诊断(按 ICD-10 分类)	功能评定(按 ICF 分类)
治疗目的	治愈疾病或稳定病情,强调去除病因,挽救生命,逆转病理和生理过程	功能恢复(三个水平),强调改善、代偿、替代的途径来改善躯体/心理功能,提高生活质量,回归社会
治疗手段	被动性医学处理为主(如药物治疗、手术)	康复训练为主(如物理治疗、作业治疗、言语治疗、心理治疗、假肢矫形器)
工作模式	专业化分工,未形成组	团队模式(康复医师、物理治疗师、作业治疗师、言语治疗师、心理治疗师、假肢矫形器师)
结果	治愈、好转、无效、死亡	三个功能水平上的提高程度

(1)侧重点不同:临床医学以疾病为中心,以器官和治疗方法来分科,着眼于抢救生命、治愈疾病,对疾病所致的功能障碍和残疾的功能恢复有一定的局限性,缺乏专门的研究和对策,治疗对象是临床各科的各类伤病患者,强调生物医学模式。康复医学是以功能障碍为中心,治疗对象是慢性病、老年病患者、伤残者、疾病或损伤急性期及恢复早期的患者和亚健康人群,强调生物-心理-社会医学模式。

(2)诊断与评价方式不同:临床医学进行疾病诊断采用的是 ICD-10 分类,即国际疾病分类标准。这一分类是以病因分类为基轴,辅以解剖部位和其他的分类方法制定的。康复医学则采用国际功能、残疾和健康分类(international classification of functioning,disability and health,ICF),简称"国际功能分类"。它定义了健康的成分(如功能、残疾)和一些与健康状况有关的成分(如背景因素),体现了健康状况、功能和残疾情况以及背景性因素之间是一种可以双向互动的统一体系。

(3)治疗目的和治疗手段不同:临床医学主要是针对原发病进行治疗,目的是解除临床症状与体征,逆转原发疾病的病理过程或消除病因、挽救生命、治愈伤病;治疗手段主要是以药物和手术为主。康复医学则主要针对功能障碍进行治疗,主要是采取功能训练、代偿或替代方法等专门的康复技术,训练患者利用潜在能力、残余功能或应用各种辅助设备以达到最有利的状态,最大限度地恢复功能,早日重返社会。

(4)实施方式不同:临床医学主要是由专科医师和护士负责实施,即由责任医师负责诊断和制订治疗方案,多采用药物或手术治疗等。康复医学则由多学科康复治疗组进行治疗。康复医学的临床工作是在康复医师的领导下,组成有康复护士、物理治疗师、作业治疗师、言语治疗师、假肢矫形器师、心理治疗师、社会工作者等参加的康复医疗组,全面地、协调地实施康复医疗工作。

(5)患者参与方式不同:康复医学与临床医学的区别还在于临床治疗中患者主要是治疗的(被动)接受者,而康复治疗中患者则是治疗的主动参加者。尽管在临床治疗中需要患者的主动积极配合,但临床治疗主要由主管医师和护士实施。康复治疗的大量经验证明,没有患者的主动参加,任何康复治疗都不会达到理想的效果,已达到的目标也不能维持。

二、与预防医学、保健医学的关系

1. 与预防医学的关系　"预防为主"是康复医疗工作的重要方针。通过积极的措施,如健身锻炼和合理的生活习惯,防止各种疾病的发生,从而减少功能障碍的可能性,这是康复医学的一级预防;许多疾病在发病后,需要积极的康复介入,以预防继发性功能障碍或残疾的发生,这是康复医学的二级预防;已经发生功能障碍后,可以通过积极的康复锻炼,防止功能障碍的加重或恶化,这是康复医学的三级预防。康复医学的三级预防是预防医学三级预防理论在康复医学中的具体贯彻。

康复医学不仅要负责疾病或功能障碍的功能康复工作,同时康复医学工作者还须配合其他学科工作者,进行残疾流行病学调查与研究,对残疾的原因、发生率、种类、残疾者年龄、性别、职业、地域分布等进行统计分析,从而提出预防计划,从医疗卫生、安全防护、社会管理、宣传教育等方面提出综合的预防措施。

2. 与保健医学的关系　保健医学是利用基础医学、预防医学、临床医学、康复医学以及其他学科的知识去研究、实施、推动、促进人们主动、积极地增进健康,预防疾病;强调通过主动锻炼,提高人们的机体对于外界环境的适应力和对疾病的抵抗力,进而达到健康长寿的目的。

预防保健,是相对于康复医疗而言,其实预防保健做好了,就是一种康复手段、一种治疗方法,也为进一步做好康复治疗打下了良好的基础。预防保健面对的是一般健康群体,康复治疗面对的是一般发病个体。预防保健与康复治疗的关系是相互渗透、相辅相成的,预防保健措施可以运用康复治疗手段,康复治疗措施可以运用于预防保健。预防保健和康复治疗的区别是施术者及其度、量的问题。预防保健施术者可以是任何人(包括相关专业医生),所使用的手法常偏轻、量偏少;康复治疗施术者则需要专业医生,所使用的手法由于能控制在一定限度内,所以可以偏重、量偏多。康复医学在临床实践中逐步总结出的各种有效的治疗措施,可以应用于正常人群的预防保健,从而起到"未病先防、已病防变"的作用。

病例分析

患者,男性,66 岁。因"左侧视物不清 1 个月余"入院。患者 1 个月前在家中无明显诱因下出现左侧视物不清,伴头痛,无恶心呕吐,无意识丧失,家属送至某院,测血压 150/80mmHg,头颅 MRI 提示右侧枕叶急性期脑梗死伴梗死后少量出血,遂收入院。予抗血小板聚集、稳定斑块、改善脑循环、营养神经、控制血压等治疗后病情渐稳定,但仍遗留左侧视野缺损,现为进一步康复治疗收入院。患者既住有高血压病史,最高达 180/100mmHg。入院康复评定:左侧视野同侧偏盲,黄斑回避。坐位平衡 3 级,立位平衡 2 级。Barthel 指数 60 分,中度功能缺陷。初步诊断为:右枕叶脑梗死,左侧同向偏盲;原发性高血压 3 级(极高危)。

诊疗经过:入院后完善相关检查,予以控制血压(氨氯地平)、稳定斑块(阿托伐他汀)、抗血小板聚集(阿司匹林肠溶片)、改善脑循环(长春西汀)、营养脑细胞(胞磷胆碱钠)、营养神经(神经生长因子)等一般治疗;通过同向偏盲患者现场示范演示忽视记录行为表现,让患者理解偏盲对患者日常生活的影响,了解在安全方面存在的行为问题;通过头眼配合活动代偿视野缺失,降低视野缺失带来的影响;开展日常生活自理能力训练,提高日常生活自理能力,注意安全防范;平衡功能训练提高步态稳定性。

目前情况:维持 1 个月的康复治疗后,患者一般情况可,步行稳定性较前提高,日常生活自理能力提高。左侧视野同向偏盲,黄斑回避。坐位平衡 3 级,立位平衡 2 级。Barthel 指数 80 分,轻度功能缺陷。

请问:在该患者的诊疗中康复医学的诊疗与临床医学的诊疗有何不同? 又有何联系?

第三节　康复医学的效益

健康是促进人的全面发展的必然要求,是经济社会发展的基础条件。实现国民健康长寿,是国家富强、民族振兴的重要标志,也是全国各族人民的共同愿望。没有全民健康,就没有全面小康。随着社会的发展、科学技术的进步、健康理念的更新、医疗模式的进化,康复医学在维护人民健康、促进社会发展上产生日益巨大的效益。

一、功能效益

生命在于运动。运动功能是生物活性的标志,也是人体脏器、组织和系统功能最突出的外部表现。近50年来现代医学成绩斐然,药物及手术从危重病症中拯救了无数生命,然而也留下了日渐增多的慢性伤残患者。患病的治愈会带来一定程度的功能自然恢复,但就他们还继续保存的能力而言,有相当高的比例未能恢复到最佳的功能水平。这时的药物和手术治疗都不能很好地改善这种功能障碍。根据广泛抽样调查,估计这类伤残者约占人口的5%~10%,他们仍然会不同程度地存在功能障碍,并影响伤病的治愈,最终影响到患者的生活质量。随着社会的发展和经济生活水平的提高,患者对医疗的要求已不满足于以往的伤病的临床治愈,进一步提出要求功能的改善与恢复以及生活质量的提高。康复医学适应了这种需要。康复医学医疗服务的最终目的就是满足人民群众得到优质、高效、方便的康复医疗服务,也就是合理应用有限的条件,最大限度地提高康复医学医疗服务水平,改善患者的功能,提高他们的生活质量。例如对脑卒中的患者,早期的康复介入,使脑卒中患者功能恢复的疗效明显提高。规范的三级康复治疗能有效地改善脑卒中患者的运动功能、认知功能,促进患者的神经功能恢复,大大降低其致残程度,提高患者的生活质量。大力推进脑卒中的二级预防和康复,则可以有效降低致残程度和复发比例。随着医学科学的发展及卫生事业的进步,帮助伤病患者达到理想的功能康复将作为衡量医疗卫生服务工作水平的指标之一。

二、医疗效益

1. 完善了医疗内涵　长久以来,医疗价值都以治愈为标志,以挽救生命、去除病因、逆转病理和病理生理为主要目标。为此将病情转归分类为治愈、好转、不变和恶化。如今多数疾病的转归已经不能简单地以治愈为结局。大多数疾病的发病原因与环境、心理、行为、遗传、衰老等有关,其病因并非可以轻易去除,其病理和病理生理改变也并非可以彻底逆转。所谓"治愈",往往只是一次急性过程的缓解。在无法改变病因、病理和病理生理状态时,临床治疗就基本结束了。由于缺乏主动积极的功能锻炼,临床治疗效果受到影响,甚至由于过多地静养,导致不必要的功能障碍,形成恶性循环。例如急性心肌梗死患者,过去的理念过分强调心肌的保护,主张患者卧床休息6周,以待心肌瘢痕形成。然而长期卧床本身可以导致血容量减少、血液黏滞度增高等,使原本受损的心血管功能障碍加重,同时导致身体运动能力进一步障碍,这是临床医学自身难以解开的结。康复医学诞生的土壤就是临床医学的局限性。许多疾病去除病因困难,或已经形成严重功能障碍,即使病因去除,其功能障碍也不一定能自动恢复。各种老年病、慢性病等身心疾病的功能障碍与缺乏运动有关。对于临床医疗并无特殊有效的方法,而康复医疗则大有作为,是最关键的医疗服务之一,也是对临床医疗十分重要的扩充和延续。

2. 解决了临床医疗难以解决的难题　解决临床医疗难以解决的问题,包括长期的功能障碍或丧失。例如对于完全性脊髓损伤患者,康复医疗采用矫形器使患者改善或恢复步行能力,采用轮椅训练使患者行进较长的距离和适应较复杂的地形,采用作业治疗使患者恢复生活自理能力,采用心理治疗恢复患者的自信心和自立能力,并通过辅以职业康复和社会康复,使患者重返社会。

3. 避免临床治疗并发症,提高临床疗效　早期康复治疗的介入能够预防废用综合征和误用综合征的发生。废用综合征是指长期卧床不活动或活动量不足及各种刺激减少的患者,由于全身或局部的生理功能衰退,而出现关节挛缩、泌尿系统与肺部感染、压疮、深静脉血栓、便秘、肌肉萎缩、心肺功能下降、体位性低血压等一系列综合征。大多数废用综合征的表现可以通过积极的康复训练得到预防。以脊髓损伤患者为例，长期卧床易发生肺部感染、泌尿系统感染、下肢静脉血栓、压疮等多种并发症，这些并发症对脊髓损伤患者的死亡率、住院时间和远期疗效的影响极为关键。早期接受康复训练的患者发生这些并发症的概率则大大减少。误用综合征是指不正确、不科学的治疗造成人为的综合征。以脑卒中患者为例，由于发病后对肢体关节不正确的摆放和不合理用力所致的炎症、韧带、肌腱和肌肉等损伤、骨关节变形、痉挛状态的增强、强肌和弱肌不平衡加剧，以及形成"划圈"步态和上肢"挎篮"状等。这些并发症往往会影响到患者的愈后，降低临床疗效。如果在患病早期就开始正确的训练，可完全或部分预防这种异常的发生。

三、管理效益

康复医学的效益还体现在通过科学的管理能够减少医院的临床治疗负荷和加快临床周转，促进卫生资源的合理分配和利用。例如，急性心肌梗死患者早期进行康复活动，是帮助患者短期出院的基本措施之一；高血压和糖尿病患者的运动疗法可以减少药物使用量；关节置换术后进行合理的康复训练是减少并发症、延长假体寿命和提高患者活动能力的必要手段。综合医院中，诸如神经外科的脑部手术后、神经内科的脑血管意外的急症抢救后、骨科的脊柱创伤手术后以及 ICU 急救处理后的各种内外科危重患者，其中很大一部分患者不得不较长时间卧床，病情稳定后仍然需要住院治疗。如果将他们及时转入康复医学科病房，一方面可以使患者得到及时有效的康复治疗；另一方面可以腾空临床急诊病床，让给急需入院手术或抢救的患者使用。我国医疗资源还不充足，需要合理利用。作为三级甲等医院，集中了社会现有的最佳医疗技术和设备，理应高速运转，让更多的患者享受到现代医疗的最新成果。因此，综合或专科医院的康复医学科能够及时地接受急诊病床转来的患者，缓解手术病床紧张，一定程度上促进这些急诊科室的高效运转，同时也能使患者的功能障碍得到最大程度的恢复。

四、社会效益

健康是人类生存和社会发展的基本条件。健康权是一项包容广泛的基本人权，是人类有尊严的生活的基本保证，人人有权享有公平可及的最高健康标准。许多残疾人并不能像健康人一样参与社会、享受社会回报。残疾人往往是孤立而不能独立的，而生活独立是最大的人权。

据世界卫生组织统计，全世界目前约有占总人口 10% 的各种残疾者，每年以新增 1500 万人的速度递增。根据第六次全国人口普查及第二次全国残疾人抽样调查显示：截止到 2010 年末，我国残疾人总数为 8502 万人，但是这一调查未包括慢性病、内脏病、老年退行性病而致严重功能障碍者。他们的医疗、教育、就业、社会保障等一系列问题涉及了 2.6 亿家庭人口和社会的各个方面。通过康复服务可以使许多残疾人的心理状态显著改善，参与社会活动的主动性提高，使患者恢复尽可能正常的社会生活，充分体现残疾者的人权。

2017 年 9 月国务院新闻办公室发表《中国健康事业的发展与人权进步》白皮书显示：2012 年至 2016 年，全国共有 1526 万残疾人得到基本康复服务。截至 2016 年底，国家已投入资金 8.6 亿元，为 9 万多名残疾孤儿实施了手术矫治和康复训练。我国康复医学的发展，使残疾人群体的健康水平显著进步，提升了中国的健康权保障水平，有力推动了中国健康事业的发展与人权进步，产生了巨大的社会效益。

五、经济效益

康复医疗的社会效益已经得到公认，但是仍有许多人认为康复医学的经济效益不佳，所以目前还不能得到有效地发展，这也是阻碍康复医学发展的重要社会因素。

1. 医院经济　对于康复医疗经济效益的误解，出自于医院经济效益分析的误区。医院经济效益分析多年来建立在绝对经济收入的基础上，这与我国医院收入依赖型的特性有关。但是目前国际上医院的经济效益不再以收入的绝对值来衡量，而是强调净收入、投入 / 产出比值、社会资源占用比例等。如果按照投入 / 产出比计算，康复医学科的设备投入明显低于多数临床科室。医技部门的设备主要为临床科室服务，康复医学科使用较少。如果把医技部门设备折旧按使用频率或数量分摊到各临床科室,康复医学所占用的医院设备投入指数更加低于其他临床科室。康复医学以低于平均水平的投入,可以获得相当于甚至高于平均水平的产出。从医院支持系统资源占用比例看,康复医学科占用的后勤和管理资源相对较少(较少使用各种库房、设备维修、手术以及其他物资供应),很少医疗赔偿和事故纠纷,属于占用资源最少的科室之一。康复医学的收入大部分是康复治疗费,药品及辅助检查费用少,大部分是净收入。正在进行的药品收入(医药分家)和大型检查收入从科室收入构成中剥离之后的医疗体制,将使得康复医学科成为经济效益最突出的科室之一。

康复医学医疗服务强调在综合性医院中的早期介入、早期服务,使得急诊科、神经内外科、骨科、重症医学科、老年科的危重患者得到了有效的帮助,增强了患者的体质,防止了并发症和某些后遗症的发生,改善了全身各脏器、各系统的功能,有利于原发伤病的好转与治愈,大大缩短了患者的住院时间。康复医学医疗服务实践证明:开展早期康复工作的医院,其临床各科室病床周转率明显提高,医院总体收入也大幅度增加,这是康复医学医疗服务的一笔间接经济效益,是对医院的巨大贡献。

2. 宏观经济　从国家或区域卫生资源利用的角度,医疗措施价值不仅要考虑该医疗所产生的直接价值,还要附加由于该治疗所导致的间接价值,包括患者提早恢复工作所创造的价值(患者直接的工作价值,以及患者病假期间由其他人完成其工作的费用),以及由于功能改善因而疾病复发减少或医院就诊减少而降低的其他医疗费用的价值等。与此同时,康复医疗服务的结果提高了患者生活自理能力及从事适当工作的能力,使一部分伤病患者从社会供养的消费者改变为社会的生产者,大大减轻了患者家庭和社会的负担,这也是康复医学的间接经济效益之所在。治疗费用较低而功能改善显著的措施将是价值最高的医疗方式,康复医疗在这方面无疑有十分突出的优势。

(乌建平)

第四节　康复治疗学的地位和作用

一、康复治疗的重要性

康复治疗学以其主动的功能训练为专门技术,主要研究如何应用非药物、非手术性质的各种功能训练性的康复治疗手段提高患者功能,是康复医学的重要内容。康复治疗可以最大限度地改善患者的功能,在康复医学体系中具有不可替代的地位和作用,能否接受合理有效的康复治疗是降低患者致残率和提高生存质量的必不可少的关键措施。康复治疗在神经系统、肌肉骨骼系统、精神系统、外伤、心肺系统等疾病的康复中起着重要作用。例如在神经康复方面,及时科学的康复治疗可以提高患者肢体运动功能及日常生活能力,从而降低患者的残疾率。以脑卒中患者为例,发达国家这类疾病的残疾率为30%左右,而我国残疾率则为50%以上,主要原因就是很多患者缺少康复治疗环节。

二、康复治疗师的地位和作用

康复治疗师是在康复医疗机构工作、为患者进行康复治疗的专业技术人员。在整个康复医疗服务过程中,康复治疗师起着不可替代的作用。

1. 康复治疗师是康复治疗计划和训练措施的具体执行者　康复医学的工作形式是由康复医师、康复治疗师、康复护士和患者家属以及相关人员共同实施完成的。团队成员各司其职,协调配合,完成对患者的综合全面康复。其中治疗师扮演着举足轻重的角色,主要体现在治疗师是康复治疗计划和训练措施的具体执行者。

2. 康复治疗师是康复团队中的桥梁和纽带　康复治疗师与患者接触的时间长,与患者从素不相识到配合默契,双方彼此尊重、信任,可与患者进行多方面交流,对病情了解更翔实,扮演着亦医亦师亦友的角色。这些条件使得治疗师能够担当起团队成员间的桥梁和纽带。在工作中,治疗师还需要同其他团队成员甚至临床科室相关人员进行沟通,以便能够全面了解患者病情,熟悉治疗方案,还要把患者的病情变化及时反馈给团队各成员,合理地调整康复计划,并对患者出现的新情况做出准确应对,保证患者治疗的安全和疗效。因此,康复治疗师在康复医疗服务中具有不可替代的地位和作用。可以说没有康复治疗师,就没有康复治疗,没有康复治疗,就不可能有患者尽快地、充分地康复。

三、康复治疗技术岗位的重要性

康复治疗技术岗位是康复医疗人力资源配置至关重要的一个组成部分。康复医疗任务能否完成,质量好坏,水平高低,都与康复治疗技术人员有着直接的关系。国外一些康复医学先进的国家,除了有一批优秀的康复医师作为骨干外,更重要的是有一支门类齐全、人数众多、训练有素、水平较高的康复治疗师队伍。他们利用不同的手段为患者服务,有很强的目的性,所以有着较好的治疗效果。我国的康复治疗师按照岗位设置,主要包括物理治疗师、作业治疗师、言语治疗师、心理治疗师、传统康复治疗师、文娱治疗师、假肢矫形器师等。各专业康复治疗师需要对患者进行准确的康复评定,科学制订本专业的治疗计划,并实施规范化的康复治疗。在康复临床工作中,只有按照康复治疗学的原则合理配置各专业康复治疗师,发挥团队工作精神,才能充分保证和发挥康复治疗的效能。

四、康复治疗人才的培养

1. 康复医学教育现状　我国康复医学专业人才培养自 20 世纪 80 年代初开始,经过了从短期培训到学历教育,从摸索培养到规范教育的发展历程。

1983~1988 年,我国开始最初的康复医学教育,从短期的培训起步,学习时间从 1 个月至 1 年不等。

1989~2000 年,国内开始出现中专、大学专科和本科的康复治疗专业教育。如原中山医科大学、南京医科大学、安徽医科大学等院校开设的五年制本科及三年制大专康复治疗专业,一些中专卫校开办的中专层次康复治疗士专业等。在此期间,最有代表性的是卫生部与 WHO 香港康复合作中心合办的"WHO 康复医师培训班",该班委托原同济医科大学承办,共办 7 届,学员来自全国各地,大多数学员回原单位后,积极开展康复医学工作,已成为国内康复医学事业的中坚力量,有力地促进了我国康复事业的发展。

2000 年以后,康复治疗专业开始纳入国家全日制高等教育计划,开始有了不同层次教育统一的教学计划、教学大纲和教材;有关部门和组织制订了康复治疗技术岗位的任务要求,并对未来十年我国康复治疗技术人才需求情况进行了预测,提出了本科康复治疗专业教育设置条件以及康复治疗专业技术人才准入标准等。2004 年开始,华中科技大学同济医学院与香港理工大学联合举办二年制物理治疗硕士班,培养了一批掌握现代最新康复治疗技术及理念的高级康复治疗人才。

目前我国开办康复治疗(技术)专业的大学本科院校 70 多所,高职高专院校 150 多所,并有了不少培养硕士、博士研究生的院校。国家卫生专业技术资格考试中也增设了康复治疗技术专业。

我国康复治疗师教育尚处于起步阶段,以大专及本科学历教育为主,大部分院校康复治疗师人才培养目标定位为从事现代康复的治疗师,但未进行物理治疗和作业治疗的亚专业分化,而且康复医学各层次教育的培养模式、课程设置、教学内容、师资条件等缺乏规范标准,存在规模小、标准杂、资源散、层次低、临床实践和科研能力较为薄弱等问题。少数院校培养层次涵盖硕士、博士、博士后,但每年毕业的人数凤毛麟角。因此,目前我国仍需大力发展康复治疗的专业教育,加强教学能力建设,加快康复治疗人才培养,不断提升专业水平。

2. 康复专业人才现状　2009 年由卫生部医政司和中国康复医学会联合进行的全国康复医学资源调查报告显示,全国共有康复医学专业技术人员 39 833 人,其中康复医师 15 949 人,康复治疗师 13 747 人,康复护士 10 137 人。保守推算,截至 2017 年,我国康复医学专业技术人员已超过 10 万人,治疗师达 5 万人左右。但对于我们这样一个拥有 13 亿多人口和 8 千多万残疾人的大国,康复治疗师人数与社会需要相比仍然差距巨大。

3. 康复治疗师需求预测　1998 年世界各国物理治疗师人数与人口的比值在 0.2~145.63/10 万人口之间,平均为 56.7/10 万人口,2000 年作业治疗师平均值在 16.5/10 万人口,合计大约 70/10 万人口(言语治疗师、假肢矫形器师还未计算在内)。参照国际平均水平,考虑到我国 2.9 万个医院和 93.1 万个社区卫生服务机构,未来 5~10 年我国对康复治疗师需求量至少为 40 万人。康复治疗专业人才的匮乏已经严重制约了我国康复事业的发展。而大部分康复机构的治疗师也未严格进行分科或细分专业,阻碍了康复医疗质量的提高和深入发展。

4. 未来康复治疗师的要求　康复治疗师作为一名医务工作者,是患者的健康所系,承担着患者康复的希望。一个康复治疗师的职业道德和技术水平的高低,直接关系到患者的康复治疗效果,对患者的预后起着至关重要的作用。因此,作为现代高水平的康复治疗师必须具备过硬的技术本领和良好的人文素养,树立"全面康复"的理念,要有高度的责任心、良好的职业道德、较强的法纪意识,善于沟通和合作,勤于思考和创新,勇于拼搏和奉献。

五、康复治疗发展趋势

随着人类疾病谱的改变、医学模式的转变和人民对健康需求的提高,康复医学在世界范围内日益受到重视,正逐渐向多极化方向发展并向临床各学科延伸,成为现代医学不可缺少的组成部分。

新世纪康复治疗日益显示其多元化的发展,深化康复治疗专业的研究和开展亚专业(subspecialization)的建设已经越来越成熟。认知康复、手功能康复、儿童康复、精神康复、心肺康复、烧伤康复、老年康复、肿瘤康复等亚专业成为热门领域,受到康复机构及患者的青睐。

康复医疗的适应证范围正在扩展,随着生物 - 心理 - 社会医学模式的提出和应用,一种新的治疗理念——加速康复外科(enhanced recovery after surgery, ERAS)逐渐成为热点话题,其应用范围不断扩大,在胃肠外科、肝胆胰外科、骨科、泌尿外科、妇科等领域都有所应用,并获得了较好的临床效果。大康复的理念将得到更多的重视,多学科跨界融合、互联网＋康复、康复医联体、多种康复技术融合等方向将是大趋势。康复医疗的高科技含量正在增加,微电子化、数据化、信息化、纳米技术、克隆技术、机器人技术、生物芯片技术等的发展和成熟将会给康复医学带来跨越式的发展。中医传统康复技术正日益受到西方重视和采用;康复辅助技术正发挥越来越大的作用,智能辅助器具进入家门,成为功能障碍者生活中的一部分,促进其更好融入社会。

目前,我国医院的康复资源覆盖面小,造成80%需要康复的人群得不到康复治疗,所以未来我国康复医疗机构只有快速发展才能满足社会需要。国家卫生健康委员会还将开展康复医疗资源调整试点,并大力支持社会和民间资本进入康复服务领域。2017年11月8日制定的《康复医疗中心基本标准(试行)》即将打通专业康复医疗服务向社区和居家康复延伸的"最后一千米",以满足人民群众对康复的不同需求。社区卫生服务机构以疾病恢复期患者为主,贴近社会和家庭,为患者康复提供专业指导;社区卫生服务机构提供基本康复服务,可以按人口划定服务圈,共享资源。服务社区化给社区康复的发展带来了新的动力和机遇。社会人口老龄化促使老年康复学尤其老年神经康复学(geriatric neuroreh bilitation)将成为康复医学研究的重点。此外,由于医疗技术的进步使慢性病的病死率下降、生存率提高,防止和减少慢性病造成的功能障碍也是现阶段我国康复医学工作亟待解决的问题之一。

(杜慧君)

本章小结

随着医学模式的转变、健康观念的更新、人口老龄化的加剧,以提高患者功能为目标的康复医学在世界范围内得到了飞速发展。康复医学与临床医学、预防医学、保健医学共同组成了现代医学体系的四个方面,它们之间密切联系、不可分割,在实践工作中相互交叉、重叠和渗透。

随着老龄化的加快,我国康复趋向"医养结合,康复服务社区化、家庭化",康复观念不断深入人心。以主动功能训练为专门技术的康复治疗学是康复医学的重要组成部分,能否接受合理有效的康复治疗,是降低患者致残率和提高生活质量的关键措施。康复治疗师在康复医疗服务中具有不可替代的地位和作用,但目前康复治疗师的匮乏已成为制约我国康复医学事业发展的重要瓶颈,为了满足人民群众日益增长的康复医疗服务要求,我国仍需培养大量的康复治疗专业人才。

思考题

1. 康复医学与临床医学在实施方式上有何不同？
2. 简述康复医学的医疗价值？
3. 简述康复治疗师的地位和作用。
4. 简述康复治疗的重要性。

扫一扫,测一测

思路解析

笔记

第三章 残疾学

03章 PPT

学习目标

1. 掌握:残疾学的基本概念;国际残疾分类方法 ICIDH 及 ICF。
2. 熟悉:残疾的三级预防。
3. 了解:致残原因、残疾预防措施、残疾与康复治疗的关系;我国残疾人分类标准以及残疾相关的政策法规。
4. 能运用评判性思维分析和处理康复对象的残疾问题。
5. 培养并具备康复医疗工作中的残疾学思维,能与患者及家属进行良性沟通,开展健康教育;能与相关医务人员进行专业交流与团结协作。

残疾人作为人类社会的一个特殊群体,其生存问题已成为全球普遍存在和关心的社会问题。康复医学以残疾人作为主要研究对象,其目的是使残疾人丧失或受损的功能得到最大限度的恢复、重建或代偿。

现代康复医学的发展是建立在对残疾学研究的基础上的,只有全面认识和了解残疾,才能深刻理解康复医学的内涵和任务,较好地开展康复医学工作。

本章主要阐述残疾的基本概念、致残原因、残疾分类与分级、残疾预防、残疾相关的政策法规等内容。

第一节 基 本 概 念

一、残疾

残疾(disability)是指因外伤、疾病、发育缺陷或精神因素造成明显的身心功能障碍,以致不同程度地丧失正常生活、工作和学习能力的一种状态。广义的残疾包括残损、残障在内,为人体身心功能障碍的总称。

人体的组织、器官都有着各自的功能,致残因素造成了人体解剖生理及精神缺陷,影响到组织、器官功能的正常发挥,导致功能障碍,形成了残疾。

根据致残因素导致身心功能障碍的状态不同,可将残疾分为暂时性残疾和永久性残疾。暂时性残疾指组织、器官的功能障碍是暂时的、可逆的,如骨折会使患者暂时丧失了局部的功能,但骨折愈合后患者功能可以再次恢复。永久性残疾指致残因素造成的持续的、不可逆转的功能障碍,如伤病导致截肢后,患者的肢体及其功能将无法恢复。

二、残疾人

关于残疾人(disabled person),不同的国际组织与国家从不同的角度提出了残疾人的定义与评定标准。

1975 年世界卫生组织(WHO)给"残疾者"下的定义是:"无论先天的或后天的,由于身体或精神上的不健全,自己完全或部分地不能保证通常的个人或社会需要的人"。

国际劳工组织对残疾人下的定义是:"经正式承认的身体或精神损伤在适当职业的获得、保持和提升方面的前景大受影响的个人"。

2006 年第 61 届联合国大会通过的《残疾人权利公约》将残疾人定义为:"生理、心理、感官先天不足或后天受损的人"。

《中华人民共和国残疾人保障法》给出的定义为:"残疾人是指在心理、生理、人体结构上,某种组织、功能丧失或者不正常,全部或者部分丧失以正常方式从事某种活动能力的人",包括视力残疾、听力残疾、言语残疾、肢体残疾、智力残疾、精神残疾、多重残疾和其他残疾的人。

概括来讲,残疾人是指具有不同程度躯体、心理、精神疾病和损伤或先天性异常,使得部分或全部失去以正常方式从事个人或社会生活能力的人。

据估计,目前全世界残疾人约有 6.5 亿,接近世界总人口数的 10%;目前我国各类残疾人总数约8296 万,约占全国总人口数的 6.34%。

残疾人是在身心功能方面有着不同程度困难的群体。这是由于残疾的存在和影响所造成的,应该给予帮助,为他们参与社会生活创造必要的条件。同时,残疾人又都具有不同程度的生活和工作的潜力,通过康复训练或提供康复服务,这些潜力可得到发挥,生活或工作状况得到改善。

我国的两次残疾人口抽样调查

为了弄清我国残疾的种类和数量,国家分别于 1987 年和 2006 年针对视力残疾、听力残疾、言语残疾、智力残疾、肢体残疾及精神残疾人口进行过两次抽样调查。

1987 年的第一次抽样调查结果显示,当时全国上述几类残疾人的数量为 5164 万人,占全国人口总数的 4.89%,也就是说每 20 人中就有一名是残疾人,这还不包括内脏残疾在内。各类残疾中,以听力语言残疾最高;乡村残疾的罹患率高于城镇;听力语言残疾、智力残疾和肢体残疾乡村高于城镇,而视力残疾和精神残疾城市高于乡村;经济、文化和卫生水平较低的地区其残疾人的比例偏高;残疾人的患病率分布存在明显的年龄差异,听力语言和视力残疾随着年龄的增加而升高,智力残疾在儿童人群中较高,肢体残疾和精神残疾在青壮年人群中较高。

2006 年进行了第二次抽样调查,进一步了解了我国残疾人的现实状况,研究分析了其变化特征和变动规律。调查结果显示,当时全国上述几类残疾人口数量增加到了 8296 万人,占全国人口总数的比例达到了 6.34%。全国有残疾人的家庭户共 7050 万户,占全国家庭户总户数的 17.80%。

前后两次残疾人调查结果对比显示,残疾人口总数的比例上升了,在各类残疾中,除视力残疾人口的占比(前后分别是 14.62% 和 14.86%)未发生变化外,其他类别的残疾人口在数量占比上均发生了明显改变:听力加言语残疾占比由 34.28% 下降为 25.69%,智力残疾占比由 19.69% 下降为6.68%,肢体残疾占比由 14.62% 上升为 29.07%,精神残疾占比由 3.72% 上升为 7.40%。这一结果的变化也客观反映了当时我国社会发展和变化的特点。

三、残疾学

残疾学是以残疾人及残疾状态为主要研究对象,专门研究残疾的发生原因、流行病学特征、表现特点、发展规律、结局,以及残疾的评定、康复与预防的学科。残疾学以医学为基础,涉及社会学、教育学、管理学和政策法令法规等诸学科,是自然科学与社会科学相结合的产物。残疾学也是康复医学的重要内容之一。

第二节 致 残 原 因

残疾的发生受文化背景、社会条件、自然环境和医疗条件的影响,在各个不同历史时期以及不同国家和地区,残致原因有明显差异。如发展中国家导致残疾的主要原因是营养不良、传染病、孕产期疾病、产褥期护理水平较低等,它们导致的残疾占全部残疾病例的70%左右。而在发达国家中,致残的主要原因则是意外事故、慢性躯体疾病、老年病、精神疾病、社会心理因素以及吸烟、吸毒、酗酒、生活不规律、饮食结构不合理、缺少运动等。

导致残疾的原因很多,可概括为先天性致残因素和后天性致残因素,大多数残疾由后天性致残因素导致。

一、先天性致残因素

(一) 遗传因素

包括亲代遗传物质异常以及基因突变,导致个体在发育过程中或出生后表现出残疾,如先天性大脑发育不全、智力发育迟缓、先天性畸形、先天性聋哑等。

(二) 孕产因素

1. 妊娠期因素

(1) 孕妇营养缺乏:如孕妇叶酸缺乏可导致胎儿的神经管畸形,碘缺乏导致克汀病痴呆儿,氟、硒等微量元素缺乏也会造成胎儿的多种先天缺陷。

(2) 孕期感染:如孕早期(3个月内)感染流感病毒,可导致胎儿形成兔唇或中枢神经系统的异常,感染肝炎病毒可导致先天性畸形,感染风疹病毒可导致先天性白内障、先天性心脏畸形和先天性耳聋。

(3) 孕期接触有害物质:如怀孕6周时受到X线辐射,易导致胎儿发育障碍和畸形,降压药可影响子宫胎盘的血流量而致胎儿宫内发育迟缓,氨基糖苷类抗生素具有肾毒性和耳毒性,抗甲状腺药物可造成胎儿甲状腺肿大。此外,烟、酒对胎儿的发育及胎盘功能也有不良影响。

2. 产科因素 异常分娩,如子宫收缩过强或乏力、臀先露;分娩并发症,如脐带脱垂、胎膜早破、胎儿宫内窘迫等。这些产科因素可造成宫内缺氧及胎儿损伤,导致新生儿脑瘫、外周神经损伤、骨折等。

二、后天性致残因素

(一) 疾病

疾病是导致残疾的重要原因,常见的致残性疾病有传染病、慢性病及老年性疾病。

1. 传染病 如脊髓灰质炎可导致肌肉萎缩、肢体畸形;乙型脑炎、流行性脑脊髓膜炎可导致失语、强直性瘫痪、精神失常等;沙眼可以致盲;其他如麻风病、麻疹、急性出血性结膜炎等都可能致残。

2. 慢性病及老年性疾病 随着老年人口数及老年人口比例的不断增加,各种慢性病和老年性疾病如颈肩腰腿痛、心脑血管疾病、慢性阻塞性肺疾病、肿瘤、糖尿病、白内障、帕金森综合征、类风湿关节炎、强直性脊柱炎、慢性疼痛等的随之增加,成为常见的致残性疾病。

(二) 意外事故

1. 无意识伤害事故 如大量的交通事故致残、工伤事故致残、体育运动中(如体操、跳水、拳击、武术等)的意外损伤致残、户外运动(如登山、攀岩、滑冰、蹦极等)由于防护不当而致残、自然灾害致残等。

2. 故意伤害事故 如殴斗、战伤、自杀、虐待等致残。

(三) 理化因素

1. 物理性因素 如放射性物质、噪声、振动、高温等。

2. 化学性因素 药物、酒精、各种有害化学物质、放射性物质、农药等均可以致残。如滥用链霉素、庆大霉素等药物可导致耳聋;酒精和过量镇静药物可引起感觉、情感、智力的改变;有害毒物致残,如铅、砷、汞、农药、甲醇等。

（四）营养失调

营养失调是人体所摄取的各种营养素与身体的生理需要之间不平衡所导致的，包括营养不良和营养过剩，以营养不良为主。如蛋白质严重缺乏引起发育迟缓，维生素 A 严重缺乏引起角膜软化，小儿维生素 K 缺乏可以致脑出血发生瘫痪，维生素 D 严重缺乏引起小儿骨骼畸形等。

营养不良是发展中国家最主要的致残原因。全世界的残疾人中约有 1 亿是由于营养不良造成的。

（五）社会、心理因素

现代社会紧张的工作节奏和复杂的人际关系以及学习、就业、生活的压力，是导致心理和精神残疾的重要因素。如升学、择业、恋爱、婚姻等生活事件处理不当是导致青年人精神残疾的不可忽视的影响因素。

（六）其他因素

生产及生活环境污染可引起职业病和残疾；不良生活事件和生活方式，如吸烟、酗酒、生活不规律、饮食结构不合理、缺少运动、长期紧张等也都可能导致营养障碍，或使人形成不正常的人格和行为模式以致残疾。

从残疾的发生和发展过程来看，除了上述各种原因直接导致的原发性残疾外，在原发疾病及原发性残疾基础上产生的并发症可导致新的残疾，即继发性残疾。如脊髓损伤后长期卧床，导致肌肉萎缩、关节挛缩等，均属于继发性残疾。继发性残疾可以进一步加重残疾程度，也是不容忽视的。

第三节 残 疾 分 类

残疾分类在卫生保健、预防、康复、人口调查、保险、社会安全、劳动、教育、经济、社会政策与法律制定等方面有重要的指导作用。各国在残疾人工作中所采用和执行的分类方式也有所不同。各国在进行残疾调查时采用不同的分类标准，我国目前常用的分类标准主要有国际残损、残疾与残障分类（ICIDH），国际功能、残疾与健康分类（ICF），以及据我国现有国情制定的中国残疾分类标准。分类标准随着社会与医学发展不断修订以满足实际需要。

一、国际残损、残疾与残障分类

国际残损、残疾与残障分类（ICIDH）是 WHO 于 1980 年制订，该分类系统主要用于有关残疾及其相关事物的分类，曾被康复医学界普遍采用。它是从身体、个体和社会三个层次反映功能损害程度。

《国际残损、残疾与残障分类》中将残疾分成了三个独立的类别，即残损、残疾和残障。在此分类系统中，残疾的发生与影响因素的线性模型是建立在生物医学模式即"病因 - 病理 - 表现"的生物医学模式的基础之上的（图 3-1）。生物医学模式将残疾现象视为个人问题，把残疾现象作为由疾病、创伤或健康状态所导致的结果。

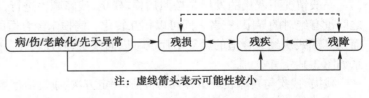

注：虚线箭头表示可能性较小

图 3-1 ICIDH 残疾分类间的关系

（一）基本内容

1. 残损（impairment） 是指各种原因所导致的身体结构、外形、器官或系统生理功能以及心理功能的异常，干扰了个体的正常生活活动，是器官或系统水平的功能障碍，如关节疼痛、活动受限、呼吸困难等。残损对日常生活、工作和学习的速度、效率、质量产生一定影响，但个人生活仍能自理。评估主要采用器官、系统功能的评定，治疗途径主要是通过功能训练而达到改善功能的目的。残损包括：

（1）智力残损；
（2）其他心理残损；
（3）语言残损；
（4）听力残损；

31

（5）视力残损；

（6）内脏（心肺、消化、生殖器官）残损；

（7）骨骼（姿势、体格、运动）残损；

（8）畸形；

（9）多种综合的残损。

2. 残疾 是指由于身体组织结构和功能缺损较严重，身体、精神和智力活动明显障碍，以致患者以正常的方式进行独立日常生活和工作的能力受限或丧失，是个体或整体水平上的功能障碍。残疾一般是建立在残损基础上的，但并非所有的残损都会造成残疾。对这类残疾者，应进行多方面的康复治疗、教育和训练，发展其代偿能力，或以器具辅助以补偿能力的不足。残疾包括：

（1）行为残疾；

（2）交流残疾；

（3）生活自理残疾；

（4）运动残疾；

（5）身体姿势和活动的残疾；

（6）技能活动残疾；

（7）环境适应残疾；

（8）特殊技能残疾；

（9）其他活动方面的残疾；

3. 残障（handicap） 是指由于形态功能缺损和个体能力障碍严重，不但个人生活不能自理，甚至影响到学习、工作和社会生活。个人若无法完成文化、经济等社会活动，在社会上不能独立，属于社会水平的功能障碍。对这类残疾者，除进行康复治疗外，更重要的是通过社会康复、职业康复、功能替代、环境改造等措施，从社会层面调整和改变其生活、学习和工作的条件，以利于重返社会。残障包括：

（1）定向识别（时、地、人）残障；

（2）身体自主残障（生活不能自理）；

（3）行动残障；

（4）就业残障；

（5）社会活动的残障；

（6）经济自立残障；

（7）其他残障。

（二）残损、残疾、残障之间的关系

一般情况下残疾的发展是按照病损、残疾、残障顺序进行，但也可能发生跳跃。病损、残疾、残障之间没有绝对的界限，三者之间可以相互转化。病损未经合适的康复治疗，可转化为残疾，甚至残障。而残障或残疾经过合适的康复治疗也可以向残疾、病损转化。病损、残疾、残障之间的相互影响与关系如图 3-1。

残损、残疾与残障表现出各自的特征、评定方法、康复治疗途径与方法（表 3-1）。

表 3-1 ICIDH 残疾分类的比较

分类	障碍水平	表现	评定	康复途径	康复方法
残损	器官水平	器官或系统功能严重障碍或丧失	关节活动范围、徒手肌力、电诊断等	改善	功能锻炼
残疾	个体水平	生活自理能力严重障碍或丧失	日常生活活动能力（ADL）	代偿	ADL 训练
残障	社会水平	社会交往或工作能力严重障碍或丧失	社会交往和工作能力	替代	环境改造

二、国际功能、残疾与健康分类

随着医疗康复事业的发展以及国际范围内对残疾认识的不断深入，残疾人社会活动领域的不断扩大,原有的国际残损、残疾与残障分类不能满足卫生与康复事业发展的需要,需要根据形势的发展变化作出相应的调整。2001年5月第54届世界卫生大会上通过了《国际功能、残疾与健康分类》(ICF)决议,并在全球颁布实施,从而为从生物-心理-社会理论角度认识残疾提供了一种新的理论模式。

ICF 指出,残疾是人类的一种经历,而不是区别一类人与另一类人的标志,其不仅适用于残疾人,也适用于健康人。作为一个重要的健康指标,ICF 广泛用于卫生保健、预防、人口调查、保险、社会安全、劳动、教育、经济、社会政策、一般法律的制定等方面。

(一) ICF 的构成

ICF 将功能分为身体结构/功能、活动、参与三个水平,而将残疾分为功能障碍、活动受限、参与局限三个类别,并认为个体的功能状况与情境性因素(包括环境因素,个人因素)相互影响、彼此作用,具有复杂的联系,从而构成 ICF 特有的理论模式(图3-2)。

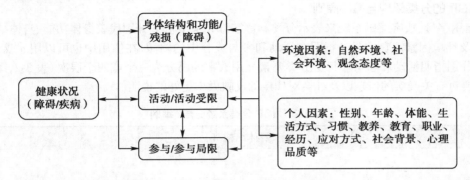

图 3-2 ICF 理论模式图

1. 身体功能/结构与残损

(1) 身体功能/结构:身体功能(body functions)是指身体系统的生理和心理功能等。身体结构(body structures)是指身体的解剖部位,如器官、肢体及其组成部分。身体的功能和身体的结构分别具有各自的特征,是两个相关联但又不同的部分。

(2) 残损:是指各种原因导致的身体结构、外形、器官或系统生理功能以及心理功能损害,是在身体各系统功能和结构水平上评定功能障碍的严重程度。病损对功能活动、正常生活和工作有一定影响,但仍能达到日常活动能力自理。

2. 活动与活动受限

(1) 活动(activity):是指个体执行一项任务或从事的行动。活动涉及的是与生活有关的所有个人活动,是一种综合应用身体功能的能力。这些活动包括走路、进食或从事多项其他任务,不包括个人对完成活动的态度、潜力、能力。身体功能和基本活动可以在个体活动水平上体现出来。

(2) 活动受限(activity limitation):是指按正常方式进行的日常活动能力丧失和工作能力的受限,是从个体或整体完成任务、进行活动的水平上评定功能障碍的严重程度。活动受限是建立在残损基础上的,包括行为、交流、生活自理、运动、身体姿势和活动、技能活动和环境处理等方面的受限,它可以表现为完成活动的量或质变化。辅助设备的使用和他人辅助可以降低或消除活动受限,但不能消除残损。

3. 参与和参与局限

(1) 参与(participation):是指与健康状态、身体功能和结构、活动及相关因素有关的个人生活经历,是与个人生活各方面功能有关的社会状况,包括社会对个人功能水平的反应。参与是个体与内外在因素相互作用的结果,体现在社会水平上,是健康状态的一个方面。参与需要解决个体如何在特定的健康和功能状况下去努力生存。参与是一个复杂的过程,不仅受到个体健康状况及残损、活动限制等残疾因素的影响,也受到个体及所生活的环境的影响。

(2) 参与局限(participation restriction):是指由于残损、活动受限或其他原因导致个体参与社会活动的能力受限,影响和限制个体在社会上的交往,导致工作、学习、社交不能独立进行,是从社会水平评价功能障碍的严重程度。常见的参与局限包括定向识别、身体自主、就业、社会活动、经济自主等受限。参与局限直接受社会环境影响,如一个截瘫患者在移动方面表现为活动受限和参与局限,活动受限是由于自身不能行走,借助轮椅可以移动,但是由于环境障碍或交通工具限制不能移动,则属于参与局限。用参与或参与是否受限代替残障,可以更全面地说明与残损和活动有关的社会活动。

4. 情景性因素(contextual factor) 是指个体生存和生活的全部背景,尤其是能影响功能和残疾结果的因素,一般包括环境因素和个人因素。

(1) 环境因素(environmental factor):是指社会环境、自然环境、家庭及社会支持,它与身体结构和功能、活动、参与之间是相互作用的。

(2) 个人因素(personal factor):是个体生活与生存的特殊背景,由不属于健康状况或健康状态的个体特征所构成,具体包括性别、年龄、生活方式、习惯、教育经历、心理状况等。个人因素在残疾的各个层次均发挥作用。

(二) ICF 的分类架构与编码原则

ICF 运用字母、数字编码系统来表示分类。首字母 b、s、d 和 e 分别代表身体功能、身体结构、活动和参与以及环境因素。首字母 d 指明在活动和参与成分中的领域,在使用中也可以用 a 或 p 替代首字母 d 以分别指明活动和参与。每个分类要素又用数字编码分为三个或四个层次(表 3-2,图 3-3),可以根据需要对有关残疾的信息以及社会对残疾的反映做出更好的说明。

表 3-2 "ICF 分类系统分层"举例

	身体结构(b)			
第一层	b2	感官功能		
第二层	b210	感官功能	视觉功能	
第三层	b2102	感官功能	视觉功能	视力品质
第四层	b21022	感官功能	视觉功能	视力品质	对比敏感度

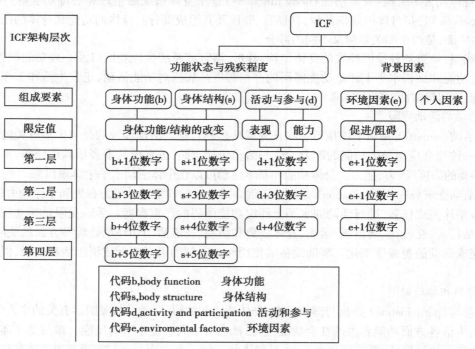

图 3-3　ICF 的分类架构及编码原则

ICF 运用字母数字编码使用限定值(qualifier)以显示健康水平的程度(表 3-3)。身体结构具有三级限定值,一级用于指出损伤程度,二级反映身体结构变化的性质,三级用于指出部位。活动与参与局限中一级反应活动受限程度,二级表示无辅助时参与局限的程度。情景性因素中分为障碍因素与有利因素两方面,分别使用相应的限定值反映其发挥阻碍作用与促进作用的程度。

表 3-3 ICF 分类限定值

限定值	身体功能	身体结构			活动与参与局限		情景性因素	
		一级	二级	三级	一级	二级	障碍因素	有利因素
		损伤程度	变化的性质	指出部位	活动受限程度	无辅助时参与局限程度		
0	无残疾	没有损伤	结构没有改变	多于一个部位	无困难	无困难	无	无
1	轻度残疾	轻度损伤	完全缺失	右侧	轻度困难	轻度困难	轻度	轻度
2	中度残疾	中度损伤	部分缺失	左侧	中度困难	中度困难	中度	中度
3	严重损伤	重度损伤	附属部位	两侧	重度困难	重度困难	重度	充分
4	完全损伤	完全损伤	异常维度	前端	完全困难	完全困难	完全	完全
5	—	—	不连贯性	后端	—	—	—	—
6	—	—	偏离位置	近端	—	—	—	—
7	—	—	结构性质改变（包括积液）	远端	—	—	—	—
8	未特指	未特指	未特指	未特指	未特指	未特指	—	—
9	不适用	不适用	不适用	不适用	不适用	不适用	—	—

通常在 ICF 编码与限定值之间使用隔点"."（图 3-4），但情景性因素中使用正性和负性限定值表示环境因素发挥作用或促进作用的程度，在编码与限定值间用"."表示障碍因素，使用"+"表示有利因素（图 3-5）。

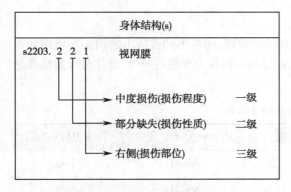

图 3-4 "限定值"

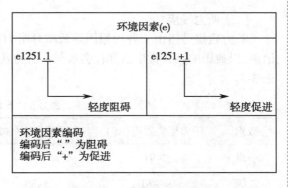

图 3-5 环境因素"限定值"

（三）ICF 较 ICIDH 的改进

1. 改进了分类术语　相较于 ICIDH 中的残损、残疾、残障的表述，ICF 改用了身体功能与结构、活动、参与三个水平的表述，每一水平有积极与消极两个方面。功能表示积极面，而消极的一面则相应称为残损、活动受限与参与局限。

2. 增加了情景性因素的影响　ICF 增加并强调了情景性因素，充分表明了情景性因素与健康状态和功能 - 残疾之间的相互影响和整体性。

3. 分类的含义扩大　ICF 扩大了疾病的分类，在分类中包括了"健康成分"的残疾分类，体现了个人的健康水平与所有人的健康和整个医学界有相关性。

4. 残疾分类互相转化　相较于 ICIDH 的单向模式，ICF 为双向互动模式，所有成分之间双向互动，从而为通过康复干预对预防残疾和减轻残疾程度提供了理论依据。

5. 应用范围更大　ICF已成为五大工具,即统计工具、科研工具、临床工具、社会政策工具和教育工具,具有广泛的可利用性。

三、中国残疾分类标准

2010年中华人民共和国国家质量监督检验检疫总局和中国国家标准化管理委员会发布了我国残疾人分类分级标准。

我国制订残疾分类标准的原则:①以社会功能障碍为主来确定残疾,即以社会功能障碍的程度划分残疾等级,暂不包括内脏残疾。②为便于国际学术交流和资料的互相比较,凡是已经有国际统一标准的,尽量与国际统一标准取得一致(如视力残疾、听力残疾、言语残疾、智力残疾);对没有国际统一标准的,则自行制订(如肢体残疾、精神残疾)。

(一)视力残疾

视力残疾是指由于各种原因导致双眼视力障碍或视野缩小,通过各种药物、手术及其他方法无法恢复视力者,患者难以完成一般人所能从事的工作、学习或其他活动。视力残疾以好眼最佳矫正视力为准进行分级,包括盲和低视力两类。视力残疾的具体分级及标准见表3-4。

表3-4　视力残疾分级及标准

类别	级别	好眼最佳矫正视力
盲	一级盲	<0.02~ 无光感,或视野半径 <5°
	二级盲	<0.05~0.02,或视野半径 <10°
低视力	一级低视力	<0.1~0.05
	二级低视力	<0.3~0.1

注:①盲或低视力均指双眼而言,若双眼视力不同,则以视力较好的一眼为准。②如仅有一眼盲或低视力,而另一眼的视力达到或优于0.3,则不属于视力残疾范围。③最佳矫正视力,是指以适当镜片矫正所能达到的最好视力,或以针孔镜所测得的视力。

(二)听力残疾

听力残疾是指由于各种原因导致双耳听力丧失或听觉障碍,而听不到或听不清周围环境声和言语声,以致影响其日常生活和社会参与。听力残疾以较好的一侧耳为准进行分级,具体分级及标准见表3-5。

表3-5　听力残疾分级及标准

级别	听力损失程度(dB)	言语识别率(%)	级别	听力损失程度(dB)	言语识别率(%)
一级	≥91	<15	三级	80~61	31~60
二级	90~81	15~30	四级	60~41	61~70

注:①听力损失程度是指声波频率为500、1000、2000赫兹时所能听到的最小声强的平均值。②若双耳听力损失程度不同,则以听力损失轻的一耳为准。③若一耳听力丧失,而另一耳的听力损失不超过40dB,则不属于听力残疾范围。④本标准适用于3岁以上儿童或成人听力丧失,经治疗1年以上不愈者。

(三)言语残疾

言语残疾是指由于各种原因导致的不同程度的言语障碍,经治疗1年以上不愈或病程超过2年者,不能或难以进行正常的言语交往活动(3岁以下不定残)。

言语残疾包括:

1. 失语　是指由于大脑言语区域以及相关部位损伤所导致的获得性言语功能丧失或受损。

2. 运动性构音障碍　是由于神经肌肉病变引起构音器官运动障碍所致,主要表现为不会说话、说话费力、发声和发音不清等。

3. 器官结构异常所致的构音障碍　主要是构音器官结构异常所致,其代表为腭裂以及舌或颌面部术后出现的构音障碍,主要表现为不能说话、鼻音过重、发音不清等。

4. 发声障碍(嗓音障碍)　是指由于呼吸及喉存在器质性病变导致的失声、发声困难、声音嘶哑等。

5. 儿童言语发育迟滞　指儿童在生长发育过程中其言语发育落后于实际年龄的状态,主要表现为不会说话、说话时间晚、发音不清等。

6. 听力障碍所致的言语障碍　是由于听觉障碍导致言语习得困难所出现的言语障碍。主要表现为不会说话或者发音不清。

7. 口吃　是指言语的流畅性障碍。常表现为在说话的过程中拖长音、重复、语塞并伴有面部及其他行为变化等。

言语残疾分级及标准见表3-6。

表 3-6　言语残疾分级及标准

级别	语音清晰度(%)	言语表达能力等级测试	级别	语音清晰度(%)	言语表达能力等级测试
一级	≤10%	未达到一级测试水平	三级	26%~45%	未达到三级测试水平
二级	11%~25%	未达到二级测试水平	四级	46%~65%	未达到四级测试水平

注:①语音清晰度是指人耳分辨语音的程度,语音清晰度 = 听众正确听清的语言单位数 / 测量用的全部语言单位数 × 100%。②本标准适用于 3 岁以上儿童或成人,病因明确,经治疗 1 年以上不愈者。

(四) 智力残疾

参照世界卫生组织和美国精神发育迟滞协会的智力残疾分级标准,按其智力商数(IQ)及社会适应行为来划分智力残疾的等级。智力残疾的具体分级标准见表3-7。

智力残疾是指人的智力活动能力明显低于一般人水平,并显示出适应行为的障碍。智力残疾包括:①在智力发育期(18 周岁之前),由于各种有害因素导致的精神发育不全或智力发育迟缓;②智力发育成熟之后,由于各种有害因素导致智力损害或老年期的明显衰退。

参照世界卫生组织和美国精神发育迟滞协会(AAMD)的智力残疾分级标准,按智力商数(IQ)及社会适应行为来划分智力残疾的等级。不同的智力测定方法有不同的 IQ 值,但诊断的主要依据是社会适应行为。智力残疾的分级及标准见表3-7。

表 3-7　智力残疾分级标准

分级	发育商(DQ)0~6 岁	智商(IQ)≥7 岁	适应行为(AB)	WHO-DAS 分值
一级	≤25	<20	极度缺陷	≥116
二级	26~39	20~34	重度缺陷	106~115
三级	40~54	35~49	中度缺陷	96~105
四级	55~75	50~69	轻度缺陷	52~95

注:①发育商数(DQ)是通过对婴幼儿的动作能、应物能、言语能和应人能进行测试,测得发育年龄除以实际年龄乘以 100,即 DQ= 发育年龄 / 实际年龄 ×100。②智力商数(IQ)是通过智力量表测得的智龄除以实际年龄乘以 100,即 IQ= 智龄 / 实际年龄 ×100。③ WHO-DAS 为世界卫生组织残疾评定量表。

(五) 肢体残疾

肢体残疾是指人体运动系统的结构、功能损伤造成四肢残缺,或四肢、躯干麻痹(瘫痪)、畸形等而致人体运动功能不同程度的丧失以及活动受限或参与的局限。肢体残疾的情况包括:

(1) 上肢或下肢因伤、病或发育异常所致的缺失、畸形或功能障碍。

(2) 脊柱因伤、病或发育异常所致的畸形或功能障碍。

(3) 中枢神经、周围神经因伤、病或发育异常造成躯干或四肢的功能障碍。

肢体残疾分级及标准见表3-8。

表 3-8 肢体残疾分级标准

等级	评价标准
一级	1. 四肢瘫 四肢运动功能重度丧失 2. 截瘫 双下肢运动功能完全丧失 3. 偏瘫 一侧肢体运动功能完全丧失 4. 单全上肢和双小腿缺失 5. 单全下肢和双前臂缺失 6. 双上臂和单大腿(或单小腿)缺失 7. 双全上肢或双全下肢缺失 8. 四肢在不同部位缺失 9. 双上肢功能极重度障碍或三肢功能重度障碍
二级	1. 偏瘫或截瘫,残肢保留少许功能(不能独立行走) 2. 双上臂或双前臂缺失 3. 双大腿缺失 4. 单全上肢和单大腿缺失 5. 单全下肢和单上臂缺失 6. 三肢在不同部位缺失(除外一级中的情况) 7. 二肢功能重度障碍或三肢功能中度障碍
三级	1. 双小腿缺失 2. 单前臂及其以上缺失 3. 单大腿及其以上缺失 4. 双手拇指或双手拇指以外其他手指全缺失 5. 二肢在不同部位缺失(除外二级中的情况) 6. 一肢功能重度障碍或二肢功能中度障碍
四级	1. 单小腿缺失; 2. 双下肢不等长,差距在 5cm 以上(含 5cm) 3. 脊柱强(僵)直 4. 脊柱畸形,驼背畸形大于 70° 或侧凸大于 45° 5. 单手拇指以外其他四指全缺失 6. 单侧拇指全缺失 7. 单足跗跖关节以上缺失 8. 双足趾完全缺失或失去功能 9. 侏儒症(身高不超过 130cm 的成年人) 10. 一肢功能中度障碍,两肢功能轻度障碍 11. 类似上述的其他肢体功能障碍

注:以下情况不属于肢体残疾范围:①一侧保留拇指和食指(或中指)而失去另外三指者。②保留足跟而失去足的前半部者。③双下肢不等长,差距小于 5cm 者。④小于 70° 的脊椎后凸或小于 45° 的脊椎侧凸。

肢体残疾会影响个体的整体功能,整体功能的分级是以残疾者在无辅助器具帮助下,针对日常生活活动能力进行评价计分。日常生活活动分为八项,即端坐、站立、行走、穿衣、洗漱、进餐、如厕、写字。能实现一项算 1 分,实现困难算 0.5 分,不能实现算 0 分,据此将整体功能划分三个等级,分级标准见表 3-9。

表 3-9 肢体残疾者整体功能分级标准

级别	程度	计分
一级(重度)	完全不能或基本上不能完成日常生活活动	0~4
二级(中度)	能够部分完成日常生活活动	4.5~6
三级(轻度)	基本上能够完成日常生活活动	6.5~7.5

（六）精神残疾

精神残疾是指各类精神障碍持续 1 年以上未愈,病人认知、情感与行为障碍,影响其日常生活和社会参与的状态。

18 岁及以上的精神障碍患者依据 WHO-DAS 分数和下述的适应行为表现,18 岁以下者依据下述的适应行为表现,将精神残疾划分为四级:

1. 精神残疾一级　WHO-DAS 值≥116 分,适应行为严重障碍;生活完全不能自理,忽视自己生理、心理的基本要求。不与人交往,无法从事工作,不能学习新事物。需要环境提供全面、广泛的支持,生活长期、全部需他人监护。

2. 精神残疾二级　WHO-DAS 值在 106~115 分之间,适应行为重度障碍;生活大部分不能自理,基本不与人交往,只与照顾者简单交往,能理解照顾者简单的指令,有一定学习能力。监护下能从事简单劳动。能表达自己的基本需求,偶尔被动参与社交活动;需要环境提供广泛的支持,大部分生活仍需他人照料。

3. 精神残疾三级　WHO-DAS 值在 96~105 分之间,适应行为中度障碍;生活上不能完全自理,可以与人进行简单交流,能表达自己的情感。能独立从事简单劳动,能学习新事物,但学习能力明显比一般人差。被动参与社交活动,偶尔能主动参与社交活动;需要环境提供部分的支持,即所需要的支持服务是经常性的、短时间的,部分生活需由他人照料。

4. 精神残疾四级　WHO-DAS 值在 52~95 分之间,适应行为轻度障碍;生活上基本自理,但自理能力比一般人差,有时忽略个人卫生。能与人交往,能表达自己的情感,体会他人情感的能力较差,能从事一般的工作,学习新事物的能力比一般人稍差;偶尔需要环境提供支持,一般情况下生活不需要由他人照料。

第四节　残 疾 预 防

残疾预防即康复预防,与康复治疗相互补充,是康复医学工作的重要组成部分。人类的残疾具有三大特点,即发生的广泛性、后果的严重性和预防的可能性。由于疾病谱的改变,预防的重点也已从生物学预防进入社会预防阶段,特别对残疾的预防已成为当前卫生健康工作的重点之一。1981 年世界残疾预防会议拟定的《里兹堡宣言》就指出,大多数残疾的损害是可以预防的。根据预防医学的三级预防原则,残疾的预防应在国家、地区、社区以及家庭不同层次进行,在胎儿、儿童、青年、成年、老年不同时期进行。

一、疾病的三级预防

疾病预防不仅是阻止疾病的发生,还包括疾病发生后阻止或延缓其发展,最大限度地减少疾病造成的危害。因此,预防工作可以根据疾病自然史的不同阶段,相应地采取不同的措施,这就是疾病的三级预防。

（一）一级预防

一级预防(primary prevention)亦称"病因预防",是疾病尚未发生时针对病因而采取的措施,也是预防、控制和消灭疾病的根本措施。它包括两方面,一是针对环境的措施,包括消除环境污染、保护空气、土壤、水源、农作物、食品等,以减少环境污染而造成的危害,以及开展健康教育等;二是针对人的措施,包括选择健康的生活方式与行为习惯,做好预防接种,慎重选用医学措施和药品,以及针对不同人群(如妇女、儿童、老人等)做好卫生保健工作等。

（二）二级预防

二级预防(secondary prevention)亦称"三早预防"或"临床前期预防",是在疾病初期采取措施,强调早期发现、早期诊断、早期治疗,使疾病得到及早、彻底的治愈。为了保证"三早"的落实,可采取普查、筛检、定期健康检查、高危人群重点项目检查以及设立专科门诊等措施。人群和医务人员对疾病预防的认知水平是二级预防的关键,所以需提高医务人员的素质及普及人群对疾病知识的认识。

（三）三级预防

三级预防（tertiary prevention）亦称"临床预防"，是在疾病的临床期为了减轻疾病的危害而采取的措施，包括对症治疗和康复治疗，防止病情恶化，预防并发症和后遗症，延长寿命，减低病死率，防止伤残和促进功能恢复，提高生命质量。

二、残疾的三级预防

残疾预防可以从以下三个层面来进行。

（一）一级预防

一级预防又称为"病因预防"，是指预防各种导致残疾的疾病、损伤、发育畸形、精神创伤的发生，是预防残疾发生最有效的手段，可以预防大多数残疾，应放在首位。

1. 目的　减少各种病损的发生。

2. 效果　最为有效，可降低残疾发生率70%。

3. 措施　主要措施有：

（1）开展围产期检查与保健：进行婚前检查、加强遗传咨询，预防先天残疾的发生。

（2）进行免疫接种：预防某些致残性传染性疾病的发生。

（3）提倡合理行为和精神卫生：保持心理平衡、减轻精神压力、避免心理行为过激反应。

（4）防止意外事故发生：对幼儿、老人要注意看管照料，遵守安全规则，养成安全习惯，自觉维护安全环境；避免引发伤病的危险因素或危险源。

（5）建立健康的生活方式：开展健康教育，防止不良的生活方式致病致残，如避免酗酒、过度肥胖。

（二）二级预防

二级预防又称"三早预防"，就是临床早期预防，是指疾病或损伤发生之后，早发现、早诊断、早治疗，早期彻底治愈临床疾病，采取积极主动的措施限制或逆转由残损进一步导致残疾，防止残疾出现。

1. 目的　限制或逆转由残损造成的残疾。

2. 效果　可降低残疾发生率10%~20%。

3. 措施　主要措施有：

（1）早期筛查：及早发现有关疾病，以便早期干预；控制危险因素，做到早发现、早诊断、早治疗。

（2）改变不良的生活方式：实行合理饮食，如戒烟、戒酒、控制体重、血压、血脂，减轻精神压力，补充必要的营养成分。

（3）早期进行医疗干预和康复治疗：早期干预促进身心功能康复，如进行心理疏导、抗结核治疗、白内障手术、体位护理等。

（三）三级预防

三级预防是指残疾已经发生，采取各种积极的措施防止残疾转化为残障，预防参与局限的发生。这是康复预防中康复医学人员涉入最深和最多的部分。

1. 目的　防止残疾转化为残障，预防参与局限的发生。

2. 效果　减少残疾残障给个人、家庭和社会所造成的影响。

3. 措施　主要措施有：

（1）系统康复治疗：通过机构和社区各种系统的康复训练，以及假肢、支具、辅助器、轮椅的配备与使用，提高残疾人生活自理和参加社会的活动能力。

（2）创造平等参与机会：为残疾人提供合适的辅助器械、居住条件和交通工具，提供教育与合适的工作。

（3）提供心理支持：为克服残疾患者的依赖性，应给予心理方面的支持和关爱。

三、医学进步对残疾预防的影响

（一）有利于残疾预防工作的开展

医学理论和医疗技术的发展与提高为残疾预防提供了理论和技术保障，有利于残疾的预防工作。例如，由于医学发展，明确了克山病的病因，在流行地区补硒消灭了这一高致残性疾病；基因工程技术的发展,大大降低了疫苗、胰岛素、促红素、白介素等药物的成本。这些措施在第一级残疾预防和第二级残疾预防中都起到了重要的作用。

(二)增加了疾病和损伤的致残率

医学的发展和进步使人口平均寿命延长,机体老化所致的残疾人数增加;新生儿抢救、心外与脑外手术、生命支持等医疗技术的提高,使过去无法挽救的生命得以延长,也相应地增加了疾病和损伤的致残率。因此,在残疾的三级预防中要考虑这些因素的影响及其流行病学特点。

四、康复治疗和预防残损

预防残损是第一级残疾预防的主要内容,康复治疗是第三级残疾预防的主要手段,二者都是康复医学的重要内容,相互补充。

采用预防措施和技术的主要目的是为了减少残损。全面实行残疾的第一级和第二级预防并不降低康复治疗的重要性。当预防措施失效或缺乏适当的预防措施和技术时,康复治疗则显得尤为重要。

康复治疗促进残疾的第二级预防,阻止残损恶化而导致的残疾。例如,肘关节肱骨髁间骨折后,石膏固定时间过久,且又无早期康复的概念,则会导致拆除石膏后肩、肘、腕关节的功能障碍,上肢多关节功能活动受限,出现残疾。若早期进行康复治疗,即使肘关节功能受限,但肩、腕关节功能活动良好,虽然仍有残损,但不影响日常生活,不致恶化为残疾。

康复治疗是残疾第三级预防的主要措施,预防残疾向残障发展。残疾并非一定会导致残障,但如果未进行社会康复、职业康复等康复治疗,则会使残疾者处于不利地位,不能回归社会而发展为残障。

(杨　毅)

 案例分析

患者,男性,40 岁,5 个月前车祸致 T10 椎体骨折,双下肢感觉运动障碍,内固定术后回家一直卧床。现患者双下肢仍不能活动,而且双膝关节处于屈曲状态不能伸直。

1. 试用 ICF 对该患者进行分类。
2. 针对该患者当前情况最需要采取的残疾预防措施是什么?

第五节　残疾相关的政策法规

政策与法规作为社会因素的重要组成部分,对残疾人的参与程度有着重要影响。各国残疾人相关的政策和法规在指导思想、社会目标等方面是一致的,只是法规有一定的稳定性和强制性。各国残疾人立法的主要内容包括:强调权利平等和反对歧视;对残疾人给予特别扶助和特殊保障;注重完善残疾人的社会保障措施;重视推进无障碍环境建设等。最新的残疾人立法趋势,一是更多地强调残疾人个体权利主体,二是强调国家在满足残疾人需要方面承担主要责任。

目前世界上已有 100 多个国家和地区不仅制定了残疾相关的法律,还制定了一系列关于残疾人康复、教育、就业和社会保障的专门法律、法规和准则。

一、国际相关的残疾政策与法令

残疾人在实现个人潜能中受到生理、法律、社会多方面的阻碍,残疾预防和康复必须依靠社会、政府和国际合作。联合国及其下属机构和各国政府制定和发布了一系列残疾相关的政策和法令法规,有力地保证了残疾人合法权益和公平地参与社会,促进了残疾人事业的发展。

联合国在残疾人工作领域中,早期的活动是从福利的角度支持残疾人获得福利和公共服务的权利。20 世纪 60 年代则强调保护残疾人身体和身心、残疾人的权利和福利的必要性,激励残疾人更全面地参与社会。20 世纪 70 年代标志着关心残疾人新时代的到来,残疾人的人权概念在国际上普遍获得接受。联合国 1971 年第 26 次大会通过 2856 号决议《精神迟滞者权利宣言》,揭开了国际社会共同维护残疾人权益的新篇章。1975 年第 30 次大会通过的 3447 号决议《残疾人权利宣言》敦促对残疾人权利进行国家和国际范围的保护,提醒人们认识到残疾人与其他人拥有同样的政治、社会权利。1976 年联合国大会宣布 1981 年为"国际残疾人年",号召全人类共同努力使残疾人充分融入社会之中。1982 年第 37 次大会通过 3752 号决议,确定 1983~1992 年为联合国残疾人十年,制定了《关于残疾人的世界行动纲领》。1992 年第 47 次大会规定每年 12 月 3 日定为《国际残疾人日》。1993 年发布了《残疾人机会均等标准规则》。2006 年联合国大会通过了《残疾人权利国际公约》,该公约是联合国历史上第一部全面保护残疾人权利的国际法律文件,旨在促进、保护和确保所有残疾人充分、平等地享有一切人权和基本自由,并促进对残疾人固有尊严的尊重。中国是最早签署该《公约》的国家之一。该《公约》对指导各国立法,从城市规划、建筑、交通、教育、就业和娱乐及残疾康复等方面改善残疾人的生存状况起到极为重要的作用。

国际社会也制定了相应政策和纲领性文件,推动残疾预防和康复事业的开展。世界卫生组织于 1980 年制定了《国际残疾分类》,1981 年发表了《残疾预防与康复》,1994 年国际劳工组织、联合国教科文组织、世界卫生组织发表了联合意见书《社区康复——残疾人参与、残疾人受益》。2001 年世界卫生组织又修订通过了《国际功能、残疾与健康分类》。2004 年又对原意见书进行修订,发表了新的社区康复联合意见书《社区康复为残疾人康复、机会均等、减少贫困和社会包容的一种战略》。2005 年第 58 届世界卫生大会通过了《残疾、包括预防、管理和康复》。2010 年世界卫生组织正式发布了《社区康复指南》,提出社区康复是为了实现残疾人康复、机会均等、减贫、社会融合的战略计划,政府和非政府组织多个部门提供卫生、教育、就业、社会服务。社区康复要从医疗观点出发转向从发展观点出发,着眼解决残疾人群整体的社会地位、经济地位问题,从发展和包容的途径帮助残疾人全面康复。康复不仅仅是医疗康复,还包括残疾人教育、谋生、社会生活、赋能等 5 个领域方面的任务和 25 项工作。

这些国际性纲领性文件,要求各成员国加强执行联合国关于残疾人机会均等,促进残疾人在社会中享有完整的权利和尊严,促进和加强社区康复规划,卫生政策和规划中纳入有关残疾的内容,从而推动残疾预防和康复工作的开展。

二、我国相关的残疾政策与法令

我国现代康复起步较晚,自 1982 年引进以来,残疾人事业得到政府高度重视。国家为发展残疾人事业、改善残疾人状况采取了一系列措施,包括制定残疾人事业发展规划和相关政策,颁布残疾人法律、法规,建立统一的残疾人组织,发布国家残疾预防行动计划和康复条例,开展残疾人自强活动,倡导文明社会风尚,积极开展残疾人领域的国际交往等。不仅有力地维护了残疾人的合法权益,而且推动了康复、就业、脱贫、教育、文化生活、社会保障等工作的开展。

1988 年国务院批准颁布实施的第一个残疾人事业发展规划《中国残疾人事业五年工作纲要(1988~1992 年)》,由国家计委等 7 部委依据 1987 年全国残疾人抽样调查结果共同编制。我国的残疾人政策主要包括康复、教育、就业、扶贫、组联、维权、体育、宣传、基层组织与国际合作等方面。

1990 年第七届全国人大常委会一致通过了我国第一部《中华人民共和国残疾人保障法》,于 1991 年 5 月 15 日起生效。2008 年第十一届全国人大常委会进行修订,共 9 章 63 条,包括总则、康复、教育、劳动就业、文化生活、社会保障、无障碍环境、法律责任和附则。该法全面地规定了残疾人权利保障,并且规定每年 5 月的第三个星期日为该年的"全国助残日"。每年有特定的目标和主题,2017 年助残日活动主题为"推进残疾预防、健康成就小康"。开展全国助残日活动,不仅可以为残疾事业做许多具体、切实有效的工作,同时也是教育公众、提高人们对残疾的认识和康复意识。保障法的面世,体现了我国的社会文明与进步,是我国人民社会生活中的一件大事,也在全世界范围内为残疾人的人权事业树立了典范。

1994 年国务院颁布我国第一部有关残疾人教育的专项法规《中华人民共和国残疾人教育条例》。2017 年国务院第 161 次常务会议进行修订,《条例》指出国家保障残疾人享有平等接受教育的权利,禁止任何基于残疾人的教育歧视;残疾人教育是国家教育事业的组成部分。

2002 年国务院办公厅转发卫生部等 6 部委《关于进一步加强残疾人康复工作的意见》。《意见》

根据我国的国情明确提出了残疾人康复工作的总体目标和指导方针、基本原则和加强残疾人康复工作的主要措施,要求到 2015 年实现残疾人"人人享有康复服务"的目标。

2007 年 3 月我国签署的《残疾人权利公约》于 2008 年 8 月 31 日起,在中华人民共和国(包括香港特别行政区和澳门特别行政区)生效。我国立法机关对《残疾人权利公约》的批准,有利于进一步促进我国残疾人事业与人权事业的发展。

2007 年国务院第 169 次常务会议通过的《中华人民共和国残疾人就业条例》,要求用人单位应当按照一定比例安排残疾人就业;禁止在就业中歧视残疾人。2015 年 5 月人社部、中国残联印发《关于实施残疾人职业技能提升计划(2016~2020 年)的通知》,提出大力发展残疾人职业培训,帮助残疾人就业创业。

2007 年国务院办公厅印发《关于进一步加强残疾人体育工作的意见》,要求各级人民政府要加强残疾人体育工作的领导,把发展残疾人体育事业纳入经济社会发展规划。2016 年国务院印发《关于全民健身计划(2016~2020 年)的通知》,提出进一步加大对国民健身助残工程的支持力度,采取优惠政策,推动残疾人康复体育和健身体育广泛开展。

2008 年 3 月中共中央、国务院颁布《关于促进残疾人事业发展的意见》,指出残疾人事业是中国特色社会主义事业的重要组成部分。《意见》从增强促进残疾人事业发展的责任感和使命感、加强残疾人医疗康复和残疾预防工作、保障残疾人基本生活、促进残疾人全面发展、改善对残疾人的服务、优化残疾人事业发展的社会环境、加强对残疾人工作的领导等七个方面提出了具体要求。

2015 年国务院转发卫生计生委等 10 部委《全国精神卫生工作规划(2015~2020 年)》,提出要加强精神障碍的预防、治疗和康复工作,推动精神卫生事业全面发展。

2015 年国务院印发《关于加快推进残疾人小康进程的意见》,提出要加大残疾人社会救助力度,建立困难残疾人生活补贴、重度残疾人护理补贴和残疾儿童康复救助制度。2016 年国务院发布《"十三五"加快残疾人小康进程规划纲要》,提出要强化残疾预防、康复服务,制订实施国家残疾预防行动计划,强化基本公共卫生服务,有效控制遗传、疾病、意外伤害、环境及其他因素导致的残疾发生和发展;实施重点康复项目,为城乡贫困残疾人、重度残疾人提供基本服务;依托专业康复机构指导社区和家庭为残疾人实施康复训练等。

2016 年国务院办公厅发布《国家残疾预防行动计划(2016~2020 年)》,提出要有效控制和减少残疾发生,显著改善康复服务等主要行动计划和措施,到 2020 年达到可比口径残疾发生率在同等收入国家中处于较低水平的工作目标。2017 年国务院第 161 次常务会议通过的《残疾预防和残疾人康复条例》,要求残疾预防和残疾人康复工作应当坚持以人为本,从实际出发,实行预防为主、预防与康复相结合的方针;将残疾预防和残疾人康复工作纳入国民经济和社会发展规划,完善残疾预防和残疾人康复服务和保障体系。2017 年 6 月国务院批复同意自 2017 年起,每年 8 月 25 日设立为"残疾预防日"。

2016 年 10 月中共中央、国务院印发《"健康中国 2030"规划纲要》,第十章第三节维护残疾人健康,对残疾预防、残疾人康复、救助等都有详细要求和规定。2016 年 12 月国务院印发《"十三五"卫生与健康规划》,主要任务中对确保残疾人享有健康服务也有详细规定,要求有康复需求的残疾人接受基本康复服务的比例达到 80%,强调加强残疾人健康管理和社区康复。2016 年 10 月中国残联等 5 部委制定的《残疾人康复服务"十三五"实施方案》,提出要构建与经济社会发展相协调、与残疾人康复要求相适应的多元化康复服务体系、多层次康复保障制度,普遍满足城乡残疾人的基本康复服务需求。到 2020 年,有需求的残疾儿童和持证残疾人接受基本康复服务的比例达 80% 以上。

我国香港、澳门和台湾地区残疾人立法也比较健全,如香港的《残疾歧视条例》,澳门的《预防残疾及使残疾人康复融入社会之制度》,台湾的《身心障碍者权益保障法》《特殊教育法》等。

国务院各部门也制订和发布了许多涉及残疾人权益保障的规章和规范性文件,推动我国残疾人事业、残疾人康复工作。具有代表性的是建设部、民政部和中国残联在 1998 年联合发布的《方便残疾人使用的城市道路和建筑物设计规范》,确定建筑物内、外部的无障碍设计要求,包括坡道、音响交通信号、触感材料(盲道、建筑物、公用设施等)使用规定,电梯、走廊、厕所、盥洗、浴室、电话、信箱、饮水设施等便于残疾人使用的要求。

我国已接纳使用国际残疾人通用无障碍标识规定,在大多数公共设施都标有残疾人可以进入、使用的标志。无障碍轮椅标志牌(图 3-6)是国际康复协会于 1960 年在爱尔兰首都都柏林召开国际康复大会表决通过的,是全世界一致公认的标志,不得随意改动。

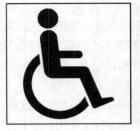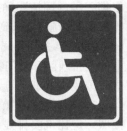

图 3-6 残疾人国际通道标识

近几年,随着我国残疾人事业迅速发展和 2008 年残奥会的成功举办,很多公共场所都为残疾人提供了专用的服务设施,但由于缺少符合国家标准的图形符号,因而不能正确地引导残疾人方便自如地使用这些服务设施,给残疾人带来了诸多不便。为此,2009 年由中国标准化研究院设计的《标志用公共信息图形符号第 9 部分:无障碍设施符号》正式实施。该标准规定了视力障碍、行走障碍、听力障碍等 15 个供残疾人、老年人、伤病人及其他有特殊需求人群使用的标志用公共信息图形符号(图 3-7)。这些图形符号广泛用于机场、车站、码头、商场、医院、银行、邮局、学校、公园、各类场馆等公共场所,也适用于运输工具和其他服务设施。此外,还适用于公共信息导向系统中的位置标志、导向标志、平面示意图、信息板、街区导向图等导向要素的设计。

无障碍设施 Accessible Facility 无障碍客房 Accessible Room 无障碍电梯 Accessible Elevator 无障碍电话 Accessible Telephone

无障碍卫生间 Accessible Toilet 无障碍车位 Accessible Parking Space 无障碍坡道 Accessible Ramp 无障碍通道 Accessible Passage

行走障碍 Facility for Physically Handicapped 听力障碍 Facility for Auditory Handicapped 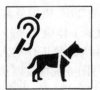导听犬 Assistance Dog for Auditory Handicapped 听力障碍者电话 Telephone for Auditory Handicapped

视力障碍 Facility for Visually Handicapped 导盲犬 Assistance Dog For Visually Handicapped 文字电话 Text Telephone

图 3-7 我国无障碍设施符号示意图

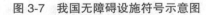

2012 年 6 月国务院第 208 次常务会议通过《无障碍环境建设条例》,从法律上进一步保障我国残疾人等社会成员平等参与社会生活,条例包括总则、无障碍设施建设、无障碍信息交流、无障碍社区服务、法律责任、附则共 6 章,于 2012 年 8 月 1 日起执行。2016 年 8 月国务院印发《"十三五"加快残疾人小康进程规划纲要》,在主要任务中提出要全面推进无障碍环境建设,包括大力推进互联网和移动

互联网信息服务无障碍。2016 年 9 月中国残联等 13 部委联合制定的《无障碍环境建设"十三五"实施方案》,对"十三五"期间无障碍环境建设的任务目标、主要措施和检查评估都有详细规定。

(李贻能)

本章小结

　　本章主要介绍了残疾的相关概念。残疾是指因外伤、疾病、发育缺陷或精神因素造成明显的身心功能障碍,以致不同程度地丧失正常生活、工作和学习能力的一种状态。广义的残疾包括残损、残障在内,成为人体身心功能障碍的总称。残疾学是以残疾人及残疾状态为主要研究对象,专门研究残疾的发生原因、流行病学特征、表现特点、发展规律、结局,以及残疾的评定、康复与预防的学科。

　　残疾分类主要主要有国际残损、残疾与残障分类(ICIDH)和国际功能、残疾与健康分类(ICF),以及我国根据现有国情制定的中国残疾分类标准。

　　大多数残疾的损害是可以预防的,要做好残疾的三级预防。

思考题

1. 简述致残因素的分类。
2. 简述 ICIDH 与 ICF 的共同点及区别。
3. 三级残疾预防的目的、效果及措施是什么?

扫一扫,测一测

思路解析

学习目标

1. 掌握：残损、活动受限和参与局限的概念。
2. 熟悉：功能障碍评定的内容，康复治疗计划的制订和实施的基本原则。
3. 了解：脑卒中、截瘫等常见病的功能障碍评定内容。
4. 能够开展常见病损的 ICF 体系评定。
5. 培养"全面康复"、"整体康复"和全方位为功能障碍人群提供康复照顾的思维模式。

功能是指机体组织、器官、肢体等的特征性活动。人类在长期的进化过程中，通过遗传和后天的反复实践，获得了多种功能，比如头、颈、躯干和四肢的运动功能，胃肠的消化功能，脑的思维功能等。当本应具有的特征性功能因某种或多种原因不能正常发挥时，称为功能障碍。康复医学主要是研究病、伤、残者的躯体、心理、社会等方面功能障碍的评定与治疗。

功能障碍评估的目的是通过对功能障碍的性质、范围、类别及严重程度作出判断，为残疾分类、估计预后、制定和调整康复治疗方案、评定治疗效果以及提出进一步全面康复计划提供依据。

功能障碍评估的步骤包括病史询问、体格检查、功能检查（包括标准化测试工具）、专科会诊、实验室检查、影像学检查等，根据这些资料信息，归纳和分析，最终作出评定报告。

康复治疗的主要意义是帮助功能障碍者尽可能减少内在和外在的限制因素，充分利用各种必要的辅助条件和资源，因地制宜，逐步改善其受限状态，最大限度地完成各种功能活动，使更多残疾人回归社会、重新参与社会生活，是全面康复的核心内容。但不同类型、不同性别和不同年龄的残疾人，其身体和心理障碍以及参与社会的欲望、程度、条件、目的和结果都存在差异。

本章按照 ICF 三个构成成分（身体功能和结构、活动、参与）中的有关的内容，分别介绍残损、活动受限、参与局限，相关功能障碍的康复评定和康复治疗。

第一节　残损、活动受限和参与局限

一、残损

身体功能是指身体各组织、器官及系统等的生理功能和心理功能。身体结构是指身体的解剖组成。残损是指因各种原因导致身体结构或功能出现异常，是心理、身体或解剖结构及功能异常或缺乏，并影响组织、器官的水平。

残损水平常见的功能障碍表现为：①各种先天或外伤因素所导致的视觉、听觉、感觉功能异常与疼痛；②失语症患者可出现各种发声和语言功能障碍；③高血压、慢性阻塞性肺病患者出现的心肺功能障碍;④消化系统炎症与肿瘤、糖尿病等消化、代谢和内分泌系统功能障碍;⑤尺桡神经损伤、四肢骨折、手指截指等会导致局部运动功能丧失或障碍;⑥严重颅脑损伤、脊髓损伤患者可出现尿潴留、尿失禁、便秘与大便失禁等二便功能障碍;⑦儿童脑瘫、脑血管意外患者出现认知障碍、肌张力障碍、粗大运动模式、不自主运动等;⑧各种原因所致脑损伤在临床上可出现各种精神和心理功能障碍等。

残损可以是暂时的或永久的,渐进性或退行性的,间断性的或连续性的,差异可以是轻微的或严重的。残损不代表疾病或者虚弱状态,如一个人因伤截去一侧小腿,但他仍可以成为一名优秀的游泳运动员。

二、活动受限

活动是指个体进行的一项行动或任务,是应用身体功能的表现和能力。广义的活动,包括学习知识、执行任务、语言交流、身体转移、生活自理、体育运动、环境处理等行为。脑卒中、脑外伤等所致的中枢神经系统的损害可出现上述的活动受限。

活动受限是指个体进行正常活动的能力受到一定的限制或丧失。比如活动幅度减小、速度减慢或完成质量差等。在ICF中用"活动受限"来取代残疾的概念,这对残疾患者重新认识自己的状态有积极意义。

活动受限常建立在残损的基础上,但不是所有残损都会导致活动受限。两者之间存在松散、多因素的因果关系。比如,患者右侧胫骨骨折,右下肢暂时不能活动,日常行走受到了限制,属于活动受限。而一位小指外伤截指的患者,虽然身体发生了残损,但不影响他的工作、学习和日常生活活动,个体活动没有受到限制。另外,两者之间关系可以是双向的。比如,一位单纯的肌肉问题患者,发展到一定程度可以导致活动受限、不能行走,继而又导致肌肉无力、萎缩或挛缩加重,但通过积极的康复治疗又可以改善肌肉无力和萎缩或挛缩的状态,同时使其活动受限得到缓解或消除。

三、参与局限

参与即参加某种事务的计划、讨论、处理的过程。对康复对象来讲,包括表达观点、进行决策或实施行动等生活情境的投入。参与局限是指因残损、活动受限等使个体参与到人际交往和主要生活领域(如社会生活、社区生活)等生活情境中所经历到的不便或困难。不同的社会制度、社区、家庭等背景下,参与局限的内涵是不一样的,应根据具体情况而定。按照ICF的分类,用参与局限代替残障的概念,在社会层面上回归了人的本性,是社会巨大的进步。

一般认为,残损的影响因素在于组织和器官水平的缺损或异常,而活动受限的影响因素在于个体水平的发挥不充分,参与局限的影响因素在于环境和社会层面的限制。但在临床上,参与局限既可以是外界或环境因素,也可以是个人因素。例如,一位脊髓损伤的患者的下肢瘫痪,活动受到限制,但可以用上肢移动轮椅,在一些商场没有无障碍设施,他就无法参与购物的活动,因为环境限制了他;而在有无障碍设施的商场,他就可以像正常人一样购物,良好的社会环境使他参与社会活动得到了实现。

工作上的活动受限与参与局限不同,前者是因为活动受限而不能进行工作,后者是因为社会因素的局限而无法取得工作。如因商场不对障碍建筑改造,从而造成使用轮椅的残疾人购物困难;再如一小腿截肢配备假肢的人,有能力驾驶汽车,却因机动车驾驶证发放的限制而无法从事运输工作。

案例分析

患者,男性,60岁,因"双膝关节疼痛伴活动受限半月"到医院就诊。自诉半月前不明原因双膝关节出现了疼痛和酸胀感。经检查双膝关节轻度肿胀,下蹲困难,关节活动时有响声和摩擦感。X线检查提示:关节间隙变窄,内外间隙宽窄不等,髁间嵴边缘和髌骨下有少许骨刺。

请问:患者现在有无功能障碍? 如有功能障碍,是残损、活动受限还是参与局限何种情况? 这些情况会一直存在吗?

第二节　功能障碍的评定

功能障碍的评定是指对患者的功能障碍的种类、性质、部位、范围和严重程度等进行正确的评估和判断,这是制订康复治疗计划的前提与基础,是评定康复治疗效果的客观依据。如果康复医师或治疗师不能对患者的功能障碍情况进行正确评定,就无法制订出准确详细的康复治疗计划,难以保证患者有理想的功能恢复。因此,对患者进行功能障碍评定时,要认真收集、筛选和分析评定对象的个人基本信息和临床基本资料,分析确定功能受限的因素、性质和严重程度,明确现存和康复所要求的功能水平,并以 ICF 体系作为功能障碍评定的基本框架,最后由康复工作协作小组讨论、分析并制订出详细且切实可行的康复目标和治疗计划。

一、确定现存和康复所要求的功能水平

任何一项康复措施和方案在实施之前,必须对患者现存的运动、言语、认知和心理等功能水平进行客观和全面的评定,然后根据循证医学资料和既往经验,经过综合分析,对患者康复所能达到的功能水平要有足够的认识。并及时与患者沟通,使其调整心态和康复目标,对未来康复效果充满信心,不要悲观或盲目乐观。例如,一位脑出血(小量、右侧内囊)患者,经住院治疗,言语认知功能恢复正常,心态较为乐观,能够自己进食、穿衣,大小便可自控,此次就诊主要目的是能站立行走,左侧肢体活动自如。经康复小组讨论,根据患者现存功能水平,可以采用站立架或平行杠做站立训练。但患者提出弃掉辅助器械行走或左侧肢体活动自如那就比较困难,因为现存的功能水平和现有的康复医疗水平在很大程度上决定了今后所能达到的康复目标。

再以日常生活能力(ADL)评定为例,如从一点到另一点的移动项目可以用多种方法来评定,如步行、爬行、单脚跳、轮椅等,也包括在平滑的或粗糙的平面上移动、过门、上下斜坡、围栏、阶梯等活动,观察患者的活动状况和能力。在确定了评定对象能完成项目后,康复专业人员通常会采用该患者易于完成的动作。例如,脑卒中患者站立困难,可以先采用站立架或在平行杠上练习站立,而不应直接进行站立评定与训练。因此,必须弄清楚各种动作的难易度,而有些动作的难易度还要根据病情来定,如骨关节炎病人可以行走但不能单腿跳,而截肢患者可以单腿跳却不能行走。只有了解评定对象现存的功能水平和康复治疗目标,才能达到康复意义上的功能评定要求,才能了解评定对象的功能需要和目标。

二、确定功能受限制的性质及程度

任何特定的功能限制均可以采用相应的量化指标进行评定。例如,完成某项活动的时间、完成计件工作的数量等。评定内容还应包括所需要帮助的程度(如他人介入的程度、时间)。对功能活动的帮助,可采用辅助器具或他人相助,不应拒绝使用。如果辅助器具或他人帮助可以解决患者的功能需要,应在评定中加以注明。评定时可借助各种评定量表进行评定,如现在广泛采用的功能独立性量表(FIM)可灵敏和可靠地反映活动受限的性质和程度,为临床康复提供依据。

评定内容中要准确地反映需要他人帮助完成的情况,这对某些方面功能受限的患者制订康复计划是十分重要的。例如,一位脑梗死患者恢复期要求患侧肢体一开始就独立活动是不可取的,应先在他人帮助下完成生活劳作,最终过渡到个人生活完全自理。但一定要结合评定结果及时调整康复计划,不要出现过度依赖他人的情况。

三、确定受限制因素

限制因素影响人体功能的正常发挥,分析清楚限制因素对患者的临床康复具有重要的意义。

限制因素的性质、程度是多样化的。一般来说,受限制因素的性质决定了功能障碍的恢复进程。如果受限因素是器质性病变,一般较难完全恢复,但若是功能性的问题,则较容易恢复。如膝关节疼痛、功能障碍是软组织扭伤,一般情况下比髌骨骨折引起的功能障碍要容易恢复,预后更好。另外,限制因素也可以是内在的或外在的,内在的限制因素是指疾病或创伤造成的损害,如肱二头肌损伤导致

屈肘困难、脊髓损伤导致下肢运动障碍;外在因素包括交通工具、上下阶梯、公共场所的无障碍设施、雇主的态度以及单位对有能力工作者用工限制等。

有些限制因素是可以解除的,一旦及时得到解除,功能障碍就可以得到较好的恢复,因而确定受限因素就显得极为重要。例如,一位患者缓慢发病,出现一侧肢体运动、感觉障碍等,经影像学等检查发现是颅内的占位性病变所致,如果只进行肢体康复训练效果不佳,只有解除颅内病变的压迫,肢体的功能障碍才能得到恢复。不过,确定受限因素或者是否可能解除受限因素,在临床上有时难以确定,对评定工作产生一定的困难。

有时限制因素的矫正可能会暴露其他问题。例如,髋关节置换术可以消除上下阶梯所导致的疼痛,但有可能出现原来还未认清的限制,如引起活动后膝关节疼痛、劳累后心功能衰竭等;一位腰椎间盘突出症患者在接受手术治疗时有可能脊髓损伤发生下肢瘫痪,或者不正确的推拿治疗后出现麻木、疼痛症状加重。因此,限制因素的评定应全面分析。

四、以 ICF 体系作为功能障碍评定的基本框架

ICF 从身体功能或结构、活动受限和参与局限三个水平提出相关标准评定方法和量表,但这些相关标准评定方法和量表能否被人们广泛接受、认可,还需要时间和实践的考验。一些学者对 ICF 的评价体系与传统的评定方法进行比较,并进行统计学上信度和效度的分析。这里介绍三种病损情况的 ICF 体系评定。

(一) 脑卒中康复评定示例

脑卒中康复评定见表 4-1。

表 4-1 脑卒中康复评定

项目	评定水平	评定内容
身体结构与功能	身体水平	身体结构评定包括脑卒中的病变部位和大小。部位,如大脑、小脑、脑干、大脑前动脉、大脑中动脉等;大小,如头颅 CT、MRI 等测量的结果 身体功能评定包括精神功能、感觉功能、吞咽和语言功能、神经肌肉功能和运动相关功能等多方面的评定
活动情况	个体水平	主要以日常生活活动能力(ADL)评定
参与情况	社会水平	工作、学习、社会活动等方面情况
情景性因素	环境因素	自然环境、社会环境、家庭环境支持情况等
	个人因素	年龄、生活习惯、行为方式、教育水平、心理素质等

1. 身体水平 - 身体结构和功能评定 身体结构评定包括脑卒中的部位和大小,脑损伤的部位与大小,脑血管异常情况等,可以借助头颅 CT、MRI 等检查结果,其他可能需要评测的结构有骨骼肌肉系统等。这些身体结构方面的评定为脑卒中的治疗、预后估计和研究等提供了极为有用的信息。例如,研究显示上肢分离运动恢复可能性的大小依次为皮质病损、放射冠病损和内囊后肢,其中内囊后肢病损预后差。

在身体功能方面的评定方面,脑卒中后导致的损伤很多,其评定结果是目前许多康复治疗的前提,也是预后估计的重要依据。脑卒中后主要涉及 ICF 所描述的精神功能、感觉功能、发音、言语功能、神经肌肉功能和运动功能多方面损伤。因此,在临床上应先进行神经、骨骼、肌肉系统的检查,以便及时发现相应的功能障碍。评定时,应尽量使用标准化量表评定。

2. 个体水平 - 活动水平评定 在 ICF 框架体系中,活动内容很多,但目前还是以日常生活活动能力(ADL)的评测为主。因为这对患者个人、家庭和社会都有重大影响。在众多的 ADL 评测工具中,主要包括三个方面的内容:①移动:在床上的运动(如移动位置、翻身、坐起等)转移、坐、站立、步行、与劳动有关的运动(如弯腰、下蹲、推拉、取物等);②生活自理:进食、修饰、洗澡、穿衣、如厕、交流等;③家务:做饭、扫地、理财、打电话、洗衣服、使用药物等和交通出行。

3. 社会水平 - 参与水平评定 参与包括对学习、工作、社会活动等方面的性质、程度进行评定。

由于每个患者的性格、兴趣爱好、心理素质等不同,加上学习、工作类别和方式不同,参与水平就存在差异。同时,参与水平还与当地的经济社会发展水平和特殊人群公共设施条件状况有很大关系,同样的功能障碍性质和程度,如果当地根据不同人群要求(包括残疾人)进行了环境改造、设施配套及无障碍设计等,患者的参与水平会大大提高。

4. 情景性因素评定　情景性因素对脑卒中的康复具有重要影响,可以影响功能的恢复;影响患者接受某项治疗(如对并发症的治疗);影响患者的康复结局(如能否从亲朋好友中获得社会支持);影响对部分辅助器具的选用或环境改造等。评定脑卒中患者的背景性因素应包括:患者本人的特点,如性别、年龄、教育水平、患病前的功能水平、生活习惯、爱好、并发症等;家庭和护理人员因素,如可以从家庭成员中获得有力的支持;居住的环境和社区因素,如家庭的居住条件、社区的便利程度等;社会的宽容程度、无障碍设施建设情况、社会提供的福利政策和工作环境等。

(二) 截肢康复评定示例

患者,男性,35岁,工人,因车祸而截去左侧小腿下段,住院60天,在家休养3个月。按照ICF进行评定,会更加全面准确,因为有些患者的社会参与水平跟环境设计、社会支持度有很大关系。截肢康复评定见表4-2。

表4-2　截肢康复评定

项目	评定水平	评定结果
身体结构与功能	身体水平	身体结构评定:截肢部位是左小腿下段,其余部位完好 身体功能评定:患者害怕到公众场合而不敢外出(精神功能),左小腿中下段幻肢痛(感觉功能)
活动情况	个体水平	依靠拐杖在家中移动,穿衣、饮食、洗漱、洗澡、如厕等日常生活运动基本正常
参与情况	社会水平	工厂工作暂停,社会活动范围较小(邻里间活动为主,不敢外出逛街、超市购物等)
背景因素	环境因素	工厂能接纳其继续上班(愿意为其换工种),社会无歧视残疾人的行为规定,家庭支持安装假肢等
	个人因素	个人心理素质不佳,一直担心他人用异样眼光看待等

(三) 脊髓损伤康复评定示例

脊髓损伤是指由于各种原因所致的脊髓结构和功能损害,造成损伤平面以下的躯体功能障碍,包括运动、感觉、反射和自主神经功能障碍。不同节段损伤引起的功能障碍不同,如颈段损伤常引起四肢瘫,颈段以下损伤常截瘫,两者均可伴有大小便功能障碍。

以脊髓损伤患者功能评定为对象,传统的康复评定方法有美国脊柱损伤协会(ASIA)损伤分级评定、神经检查和日常生活活动(ADL)能力评定,多采取患者自我报告、临床记录与医学检查相结合的方式。

随着ICF的广泛使用,其呈现出传统评定方法所不具备的优势。使用ICF检查表,可以从身体、个体和社会三个水平对患者进行评定(表4-3)。

表4-3　脊髓损伤康复评定

项目	评定水平	评定内容
身体结构与功能	身体水平	身体结构评定:明确脊髓损伤的部位,如颈部脊髓、胸部脊髓、腰骶部脊髓或者圆锥马尾等,损伤部位大小,如脊椎的CT测量和脊髓MRI的检查结果 身体功能评定:神经肌肉功能等运动功能、消化功能、代谢和分泌功能、泌尿生殖功能、感觉功能、精神功能等
活动情况	个体水平	家庭日常生活活动(穿衣、饮食、洗漱、洗澡、如厕、移动等)情况,楼道活动情况,轮椅或拐杖使用情况等
参与情况	社会水平	社区活动,社会活动范围(观看影剧、超市购物、走亲访友等活动),参加工作情况
背景因素	环境因素	助行器和轮椅的使用、社会环境(体制、政策)、家庭支持情况等
	个人因素	教育水平、心理素质、意志毅力等

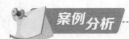

患者,女性,51 岁,因"左肩部疼痛伴左手肿胀 1 周"到医院就诊。患者自诉 3 个月前无明显诱因突然出现左侧肢体不能活动,家人送至医院,经相关检查后诊断为脑梗死,行改善循环、降压、营养脑神经等治疗,病情逐渐稳定,遗留左侧肢体活动不利症状。近 1 周来,出现左肩部疼痛,被动活动时加重,左手肿胀,压痛(+),无关节畸形。

作为康复医师,请按 ICF 体系对患者进行康复评定。

第三节 制订和实施康复治疗计划的基本原则

能否接受科学规范的康复治疗,是功能障碍的患者能否向好的方面转归的重要因素。功能障碍的处理可因疾病、功能限制和个体因素的不同而变化,但制订和实施康复治疗计划,应包括以下五个基本原则:

一、明确临床症状的处理与功能障碍恢复的关系

康复治疗计划的制订与实施首先要求明确临床症状与功能障碍的关系。例如,对一个完全性脊髓损伤的患者,应注重转移能力及 ADL 等方面的训练,而不应过度关注损伤平面以下肢体的感觉和运动功能的恢复。对头颅外伤致硬膜外血肿患者出现肢体瘫痪症状,应先进行降颅压、吸氧、清除血肿,严密观察病情,以抢救生命为主;而肢体功能障碍,可以待生命危险解除后再逐步进行,当血肿解除后,肢体瘫痪会好转甚至完全恢复。对骨折患者应先复位及固定,早期进行骨折远离部位关节的轻微运动训练,中后期再开始逐渐进行骨折邻近关节、肌肉的运动训练。

对一些突发的、不可逆的功能障碍(如脊髓损伤、脑卒中等所致的截瘫和偏瘫等),康复专业人员要帮助患者降低期望值,平稳地度过突发功能障碍所致的心理改变的各个阶段(震惊、否认、抑郁、对抗独立、适应),正确面对现实,增强其自信心和面对生活的勇气,逐渐形成积极的人生观和价值观。同时,帮助患者制订合理的康复目标,进行康复教育、咨询和训练,并协调康复治疗小组(包括患者及家庭)进行多学科间的合作,最大限度地恢复丧失的功能。

对一些渐进性疾病,如进行性肌营养不良或类风湿关节炎及多发性硬化症,患者常常随病情的进展而出现功能的进行性下降,因而康复计划应随之调整,应以减缓功能下降的速度与程度为目标。对于一些确实难于精确评定的功能障碍,可只做粗略估计。如果患者功能障碍的程度比预期严重,康复专业人员就应调整患者的期望值,制订科学、合理、可行的康复目标。

二、减少内在限制因素

内在限制因素是指 ICF 分类体系的个人因素中与个体相关联的、对功能障碍恢复起负面作用的相关因素。个人因素是个体生活与生存的特殊背景,由不属于健康状况或健康状态的个人特征所构成。个人因素包括教育、职业、生活习惯、行为方式、性格类型、个人心理优势和其他特征,如功能和残疾状况(疾病、障碍、损伤、创伤等)、年龄、性别、社会阶层、生活经历等,所有这些因素或其中任何因素都可能在任何层次的残疾中发挥作用。

很多残疾人,尤其是因病致残或因伤致残的患者,在早期往往表现自卑、缺乏信心,消极悲观情绪较浓。康复工作人员要态度诚恳、和蔼亲近,要有爱心、耐心和同情心,给予其更多的人文关怀,建立良好的医患关系;要掌握病、伤、残者心理变化和康复规律,可定期邀请一些康复效果好且有突出成绩的典型人物现身说法;也可介绍有关身残志坚者的感人事迹材料或影像资料,充分调动患者进行康复的积极性,鼓励他们战胜困难,重新树立生活的信心和勇气,争取最大程度的康复。

大多数的内在限制因素可以通过各种有效治疗手段得以纠正,包括患者教育、行为矫正、药物治疗、物理治疗和手术治疗等方式。

三、减少外在限制因素

外在限制因素是指 ICF 体系中不利的环境因素,包括物理环境(如自然环境、人工建造环境、物件等)、社会环境(如他人的态度、法律、社会体制、经济情况、人文环境等)。外在限制因素不但可以在身体功能方面和身体结构层面影响康复治疗,而且在个体活动和参与层面也可以影响功能障碍的康复治疗。有障碍或缺乏有利因素的环境将限制个体的活动表现,有促进作用的环境则可以提高其活动表现。在社会生活中可能因为设施障碍或没有人提供有利的辅助装置而妨碍个体活动,所以康复专业人员需要与政府、残疾人联合会及关心残疾人事业的社会力量一起努力,最大限度地克服经济、环境、人文、社会等外在限制因素。

随着我国康复医学事业、残疾人福利政策的不断发展完善,尤其是通过一代又一代康复工作者的艰苦奋斗,康复专业人员体制、残疾人的康复体系等方面已有了巨大改变。2016 年 8 月《国务院关于印发"十三五"加快残疾人小康进程规划纲要的通知》(国发〔2016〕47 号)提出"全面推进无障碍环境建设",邀请贯彻落实《无障碍环境建设条例》,完善无障碍环境建设政策和标准,加强无障碍通用产品和技术的研发应用;确保新(改、扩)建道路、建筑物和居住区配套建设无障碍设施,加快推进政府机关、公共服务、公共交通、社区等场所设施的无障碍改造;公共交通工具逐步配备无障碍设备,公共停车区按规定设立无障碍停车位;加强无障碍设施日常维护管理和监督使用,改进方便残疾人交通出行的服务举措;制定推广家居无障碍通用设计;加大贫困重度残疾人家庭无障碍改造工作力度;开展无障碍环境市县村镇创建工作;同时,大力推进互联网和移动互联网信息服务无障碍,鼓励支持服务残疾人的电子产品、移动应用软件(APP)等开发应用。

通过不断地改善家庭及社会环境,可进一步提高残疾人活动和参与社会的能力,改善生活质量。一是改变残疾人家庭成员的认知水平和态度,关心体贴残疾人,为残疾人的活动创造良好的家庭环境。二是更大程度地为残疾人学习各种文化知识创造条件,如盲人、聋哑人可以到特殊教育学校学习各种文化知识和某些实用技术等。三是尊重和允许残疾人参与社会工作并获得相应报酬,如通过培训使盲人成为保健按摩师,下肢截肢者从事会计或文秘工作等。四是进一步完善无障碍设施,加快康复辅助器具的研发和使用,如盲道、护栏、坡道、助行器、残疾人驾驶车、假肢和矫形器等,为残疾人营造一个更加完善的无障碍环境。

四、使用必要的辅助器具

使用辅助器具和用品是帮助功能障碍者改善功能的一种行之有效的方法。各类辅助器具,如轮椅、助行器、拐杖等,能够帮助残疾人补偿功能,改善状况,减轻家庭负担,最大限度地参与社会生活。在发达国家,辅助器具的应用已很普及,辅助器具已成为残疾人康复、就业、生活和娱乐的重要手段。随着我国经济的发展,残疾人和老年人要求提高生活质量、参与社会生活的愿望日益迫切,对辅助器具的需求也在不断增长,所以康复工作者需要不断提高对辅助器具使用的认知水平。

辅助器具可以起到固定、保护、训练、辅助等多种作用,在功能障碍者整个康复的过程中适时地配置辅助器具,可以使他们的各种潜能得到最大的发挥。对部分功能障碍者来说,辅助器具已等同于其身体的一部分,可能伴随终身。因此,选择的辅助器具必须与残疾人身体结合的部分相适应,制作材料应当结实耐用、无毒无害,并且可适时调整和更新。辅助器具涉及功能障碍者生活的各种层面,常用的辅助器具有 3000 多种。例如,盲人有盲杖、盲表、语音计算器、语音提示溢水器、专用电脑软件及配件、电子导航系统等各类产品,可以极大地辅助盲人生活;截瘫患者可以借助升降床和各类移动设施来坐卧、如厕;防压疮垫和各类失禁用品、取物器、带遥控的开关等可以改善残疾人的生存现状;站立轮椅、电动轮椅能使患者站立和出行;矫形器和各类生活自助器具使残疾人最大限度地生活自理;配备了专用装置的电脑,即使残疾人自身活动范围有限,但利用吹吸的方式,甚至眼球转动,也可以操控电脑,上网浏览信息。

康复医师开具辅助器具处方前,要先明确患者对辅助器具的愿望和要求,以便正确选择合适的器具。选配辅助器具最重要的是适配,这将有利于残余功能的利用和状况的改善,而不是技术越高越好,功能越全越好,价格越贵越好。选择时要综合考虑残疾人功能损失的个体差别,比如年龄、身高、体重、居住环境、接受教育的程度以及未来发展的愿望,并结合其经济条件和需求的迫切程度等方面因素。

五、ICF体系作为功能障碍康复计划制订的基本框架

康复医学的主要任务包括功能障碍的预防、诊断、评定、治疗及处理。康复工作的主要目的是让个体尽可能地不发生残疾或降低残疾程度。针对功能障碍的原因、性质和程度等,依据科学的手段尽可能地把功能障碍降到最低,最大限度地恢复残疾人在生理、心理和社会生活等方面的功能,改善生活质量,促进其融入社会。ICF提出了新的残疾模式,为我们认识残疾现象、发展康复事业提供了理论基础和分类方法。这一理论模式也为现代社会的功能障碍康复计划的制订提供了基本框架。

根据ICF有关残疾分类的理论与方法,分析脑瘫儿童功能障碍的表现形式及对患儿日常生活活动和社会参与的影响情况,主要包括:

(1) 从身体功能和结构方面,对运动功能障碍、特殊感知觉障碍、智力障碍和语言功能障碍等进行分析和评定。

(2) 从儿童活动能力方面,对儿童进食、更衣、大小便控制、转移与移动、个人卫生、认知交流等日常生活活动能力进行分析和评定。

(3) 从儿童参与社会生活方面,对其参与社会活动、学校学习等情况进行分析和评定。

(4) 从背景因素分析,对当地残疾人联合会、特殊教育学校、政府福利政策等工作情况和儿童心理状况进行分析。

根据ICF模式评定的结果制订康复治疗计划:①运动功能障碍的康复治疗,由物理治疗师实施,采取Bobath法、Vojta法或引导式教育提高患儿的运动功能;②语言功能障碍的康复治疗,由言语治疗师实施,进行语言接受和表达能力的训练;③日常生活活动能力的训练,由作业治疗师实施,进行衣、食、住、行、个人卫生等日常生活活动训练;④社会参与度和社会参与能力的提高,由康复工作小组成员、家庭成员、社区和社会各类相关组织机构共同协作完成,降低对无障碍环境依赖程度及进行必要的环境改造;⑤个体自信心和对康复满意度的提高,由心理治疗师或康复心理专家实施,可以采取集体心理疗法、个体心理疗法、行为疗法、家庭疗法等心理康复方法;⑥针对病损本身或其他临床问题进行相应的临床处理,由临床医师、物理治疗师、康复护士等协作完成。

在康复治疗计划的制订和具体实施中应注意:①重视儿童的发育水平和认识发展状况,并以此为依据来确定方案;②充分认识儿童的认知和言语能力具有极高的可塑性和整体性,强调坚持长期运动功能训练的必要性;③充分认识儿童的认知和言语能力具有极高的可塑性,充分调动儿童及家长的学习积极性以及其他外部环境,通过科学的康复训练,实现语言能力和认知能力的发展;④要运用综合性的教学活动,借助游戏等趣味性教学活动形式,全面提升儿童的运动功能、语言功能和日常生活活动能力;⑤合理运用矫形器、助行器等辅助器具,进行科学系统的康复训练,进一步提高儿童的社会参与能力。

(肖文冲)

本章小结

残损是身体功能或结构出现问题;活动受限是个体在进行活动时可能遇到困难;而参与局限是个体投入到生活情景中可能经历到的不便或困难。它们是患者功能障碍在不同层面的表现形式,三者之间密切联系、相互并存。

功能障碍评定则包括确定现存的功能水平和康复所要达到的目标;确定功能受限制的性质及程度;确定受限制因素。ICF体系作为功能障碍评定的基本框架,是制订康复治疗计划的前提与基础,是评定康复治疗效果的客观依据。

功能障碍的康复治疗,包括康复治疗计划的制订、确立康复目标、消除内外限制因素、科学使用辅助器械等多方面,时刻紧密联系患者实际情况极为重要。整体观念和全局观念是功能障碍康复治疗的重要原则。

思考题

1. 功能障碍的评定包括哪些内容?
2. 简述康复治疗计划的制订和实施的基本原则。
3. 脑卒中的康复评定应包括哪些内容?

扫一扫,测一测

思路解析

学习目标

1. 掌握：社区康复的特点、内容、目标和原则；康复工作的主要方式——康复团队。
2. 熟悉：机构康复的组织形式；康复工作流程。
3. 了解：康复医学专业人员的职责；康复结局评定。
4. 学会应用康复团队模式服务功能障碍人群。
5. 培养康复流程、专业职责意识。

世界卫生组织提出康复服务的方式有三种，即机构康复（institution-based rehabilitation，IBR）、社区康复或基层康复（community-based rehabilitation，CBR）和上门康复服务（out-reaching rehabilitation service，ORS）。这三种康复服务是相辅相成的关系，并不互相排斥。

第一节　机　构　康　复

一、机构康复的概念

机构康复是指集中专门的康复专业人才，在康复医学研究机构、专门康复机构（康复医院或康复中心）、综合医院的康复医学科、大型职业康复中心、特殊教育部门等地，利用先进的设备和较高的专业技术，对残疾人开展身体功能、心理疏导、社会适应等多方面的康复。机构康复可以采取门诊或住院的形式，它的康复设备比较完善，康复专业人员工种齐全，专业技术水平较高，可为康复对象提供优良和系统的康复治疗，能解决复杂疑难问题，还可作为研究康复问题和培养康复人才的基地。但此种途径费用较昂贵，服务面相对较窄，病、伤、残者必须来该机构才能受到康复服务。

二、机构康复的组织形式

我国是一个发展中国家，也是世界上人口最多、残疾人口数量最大的国家。根据患者的康复需求和客观环境条件，可以在以下几种不同类型的康复医疗机构接受康复服务：

（一）医院康复

其主体为康复诊断和康复治疗部门，设有病床、护理部及配套的医院设施，其组织结构如图 5-1 所示。这种类型的康复机构多被称为康复中心（rehabilitation centre）、康复医院（rehabilitation hospital）或康复医学研究所。

康复中心为独立的康复医疗机构，有门诊和住院部，具有较完善的康复设施，包括系统的功能评定设备和各种康复疗法科室。由康复医师、相关学科的临床医师、物理治疗师、作业治疗师、言语治疗

笔记

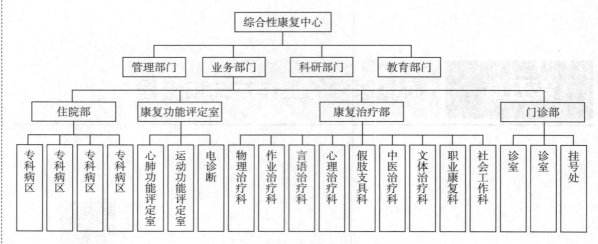

图 5-1　综合性康复中心组织结构

师、心理治疗师、康复工程师等专业技术人员组成康复治疗团队,为病人提供临床诊断、功能测评、制订和实施康复计划等服务。而大型康复中心是高层次的康复医疗机构,集康复医疗、康复研究和康复培训为一体。它除了为恢复期的躯体或内脏器官功能障碍患者提供康复服务外,也为其他有关疑难功能障碍者提供后期康复服务,并为所在地区提供康复医学知识培训和技术指导,是康复医疗、教学、科研、残疾预防等相结合的康复医学技术资源中心。

康复中心按其性质和规模又分为综合性康复中心和专科性康复中心。综合性康复中心收治各类残疾患者,规模较大。我国最大的综合性康复中心是中国康复研究中心(中康),即北京博爱医院。专科性康复中心以收治某一类型的残疾患者为主,最常见的有脊髓损伤康复中心、儿童脑性瘫痪康复中心、老年病康复中心、运动创伤康复中心、心血管病康复中心、精神科康复中心、工业劳动康复中心等。

(二)康复医学科(部)

康复医学科(rehabilitation department)是综合性或专科性医院的一个临床科室,一般设有康复门诊及病房,可接受门诊及其他临床科室转诊的患者,其基本组织结构如图 5-2 所示。在我国,康复医学科有分布广、数量大的特点,是康复医疗机构的主体,在我国康复事业发展中占有十分重要的地位。

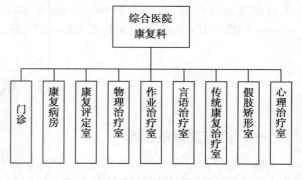

图 5-2　综合医院康复科组织结构

(三)康复门诊

康复门诊是单独设立的,只为康复对象提供门诊康复服务的一类康复医疗机构,又称为日间医院(day care centre)。康复门诊一般由诊断评定室和各种治疗室组成。

(四)疗养院

疗养院利用所在的自然环境,依照康复的原则,把疗养因子与康复手段结合起来,促进手术后患者、慢性病者、老年病者及其他伤残者的康复。疗养院是我国康复医疗机构重要的组织形式,对老年病、慢性病患者的康复具有重要意义。疗养院能充分利用自然物理因子进行康复,但是一般离城市较远,不利于病情复杂和急症患者及时得到会诊或转介治疗。目前,我国以利用矿泉、山林、海滨、湖滨开办的疗养院居多。

(五)长期照顾单位

长期照顾单位主要包括一些助残或养老机构,仅向住在该处的孤寡老人或残疾者提供不同程度的护理和少量的物理治疗,有时根据需要请院外的医师到该机构会诊或进行电话咨询以处理一些康复问题。属于这一类型的有:

1. 长期留治中心（complexcontinuecare，CCC） 为继续治疗中心，患者大多为永久性残疾者，他们在身体上已无康复潜力，故只给予支持性康复治疗和护理，如荣军疗养院、麻风病院等属于此类。

2. 病残护理院（skillednursingfacility） 收治出院但仍遗留功能障碍且不能在家生活的患者。该机构有熟练的护理人员进行医疗护理，并提供少量的康复治疗服务。

3. 老人养护院（nursinghome） 收治体弱多病、有功能障碍的老人，提供基本的护理和简单的物理治疗。

4. 儿童福利院（特殊学校）（children's welfare center） 由政府收容弱智、脑瘫、盲、聋、哑等各种先天性缺陷被遗弃者，开展教育与康复相结合的服务。

（六）群体康复

群体康复把康复机构集中设在一个康复区内，包含医院、康复中心、职业培训中心和残疾儿童特殊学校等康复机构，相互连结成一个群体，将全面康复的各个方面结合起来。

各类康复机构具有不同的康复服务层次、技术水平，主要康复对象也不尽相同，需要进行合理的布局，并分工协作，以更好地满足康复对象的各种康复需求。各康复机构之间应保持密切联系，使康复医疗具有系统性和连贯性。

第二节 社 区 康 复

一、社区的概述

（一）社区

社会学家认为，社区是指进行一定的社会活动，具有某种互动关系和共同文化维系力的人类生活群体及其活动区域。社区，作为社会的一部分，对社会在整体上良性运行和协调发展起着重要的作用。

（二）社区的构成

社区是人们生活的基本场所，是具有某种互动关系和共同文化维系力的人类生活群体及其活动区域，是社会空间和地理空间的结合。一个社区的构成包括社区的区位、社区的人口、社区的文化和社区的活动四个要素。因此，凡是具备社区四要素的区域均可称之为社区。在我国，基层社区主要包括农村的乡、镇、村，以及城市中的街道、居委会等。

（三）社区的分类

依据不同的原则，社区有多种分类方式。一般可以将社区分为法定社区、专能社区、自然社区、精神社区四类。

二、社区康复的概念

社区康复是 WHO 从 20 世纪 70 年代开始倡导的一种康复服务方式，主要是为了扩大康复覆盖范围，使更多的功能障碍者能够享有康复服务。实践证明，这是一种行之有效的康复服务方式，尤其适合像我国这样的发展中国家。在社区康复发展过程中，国际组织对它的定义进行了多次修订。

1981 年 WHO 专家委员会将社区康复定义为："在社区的层次上采取的康复措施，这些措施是利用和依靠社区的人力资源而实施的，包括依靠有病损、弱能和残障的人员本身，以及他们的家庭和社会。"

1994 年世界卫生组织、国际劳工组织、联合国教科文组织联合发表了《社区康复联合意见书》，提出社区康复的定义、目标、方法、持续发展的条件及加强部门间合作等要点。联合意见书对社区康复作了如下解释："社区康复是属于社区发展范畴内的一项战略性计划，其目的是促进所有残疾人得到康复服务，以实现机会均等、充分参与社会生活的目标。社区康复的实施，要依靠残疾人及其亲友、所在社区，以及卫生、教育、劳动就业和社会保障等相关部门的共同努力。"

2004 年上述三大组织修订了《社区康复联合意见书》，进一步完善了社区康复的定义，认为："社区康复是为社区内所有残疾人的康复、机会均等及社会包容的一种社区整体发展战略。社区康复通过残疾人和家属、残疾人组织和残疾人所在社区，以及相关的政府和民间的卫生、教育、职业、社会机构和其他机构努力共同贯彻执行。"

根据我国的国情及城乡社区康复的实践经验,我国对社区康复的定义为:"社区康复是社区建设的重要组成部分,是指在政府领导下,相关部门密切配合,社会力量广泛支持,残疾人及其亲友积极参与,采取社会化方式,使广大残疾人得到全面康复服务,实现机会均等,充分参与社会生活的目标。"社区康复的精髓是扩大康复服务对残疾者的覆盖面,它不仅是帮助残疾者的方法,也是加强包括残疾者及其家属在内的社区成员共同参与的过程。社区康复是社区发展战略计划的一部分。

三、社区康复的基本原则

根据我国基本国情,结合国外社区康复的先进理论和实践经验,在我国社区康复发展中应当注意遵循以下基本原则。

（一）坚持社会化工作原则

社会化工作是指在政府的统一领导下,相关职能部门各司其职、密切协作,挖掘和利用各种社会资源,发动和组织各种社会力量,共同推进有关工作。社区康复的最终目标是使患者重返社会,这就决定了社区康复必须坚持社会化的工作原则。其具体内容是在政府的组织领导下,相关组织及部门通力协作,充分挖掘可利用的康复资源（如设施、设备、人力、网络、技术、财力等）,共同完成社区康复任务,使残疾人受益最大化。

（二）社区为本,立足社区

社区康复是在社区层面上开展的康复工作,所以社区康复的发展应从社区的实际出发,立足于社区内部的力量,使社区康复真正做到社区管理、社区参与、社区支持、社区受益。

（三）低成本、广覆盖

低成本、广覆盖既是我国卫生工作改革的一个原则,也是社区康复应遵循的基本原则。"低成本"是指较低的人力、物力、财力,"广覆盖"是指实用技术的广泛普及和大多数服务对象能够享有服务。总的来说,我国的社区康复应当用较少的投入,获得较大的服务覆盖面,使大多数康复对象能够享有康复服务,以保障其基本的康复需求。

（四）因地制宜,分类指导

我国地区发展不均衡,城乡之间、沿海和内地之间存在较大差异。因此,社区康复应当根据当地社区的具体情况,因地制宜地采取适宜本地区的社区康复模式,并分类指导,以期更好地满足康复对象的需求。所采取的社区康复模式应当考虑当地经济发展水平、康复技术和资源、康复对象需求、文化习俗、社会保障政策等因素。

（五）采用适宜的康复技术

社区康复所采用的康复技术必须是大多数的康复工作者、康复对象本人及其家属容易掌握的,只有如此才能让大多数的康复对象享有康复服务。因此,社区康复技术须易懂、易学、易会、易操作,不需要过多地依赖专业设施设备,具备简单化、实用化的特点。

（六）康复对象主动参与

社区康复强调康复对象的主动参与,在康复目标的确定、康复计划的制订和实施时需要康复对象本人甚至其家属共同参与。这就要求康复对象及其家属必须树立康复意识、积极配合康复训练、主动参与社区康复服务工作。

（七）结合中医传统疗法

广大伤病和残疾人对我国传统的中草药、针灸、推拿按摩、气功等康复疗法更加信任,更容易接受。这些疗法成本低、方便易行、疗效显著,可在社区康复中广泛使用。

四、社区康复的特点

社区康复是机构康复的延续,是伤病后及残疾者在社区内继续得到康复服务的保证。基于我国的国情,社区康复具有以下的主要特点。

（一）社区为本,政府领导

社区为本是指社区康复由社区管理、社区参与、社区支持、社区受益。但社区的力量是有限的,为克服这一难题,我国已经将社区康复纳入国家的社会经济发展计划之中,给予全方位的支持。具体表现在,政府不但明确了社区康复工作的任务、目标、实施步骤和主要措施,还为社区康复提供人员安排、经费配给、场地支撑等方面的支持,为社区康复的发展提供了强有力的保障。

(二) 全面康复,充分利用有限的资源

社区康复贯彻全面康复的方针,为残疾人提供医疗、教育、职业、社会各方面的康复服务。我国是发展中国家,人民生活并不富裕,所以在社区康复中需要充分利用有限的各种资源,包括人力资源、经济资源和技术资源等。如对社区医生和康复治疗师进行辅导和培训,使社区医生具备全科医生的基本素质,使康复治疗师达到一专多能,不仅能进行自己所擅长领域的治疗,还可进行其他领域的基本治疗;经济资源方面,除政府的拨款外,各级残联、企事业单位及个人的捐款或其他形式的资助是社区康复可利用的经济资源;社区所在地区康复机构的专业技术人员以及居住在本社区的退休康复医学技术人员能为社区康复提供有力的技术支持。总之,要充分宣传和动员专业机构、慈善组织、社会和民间团体、志愿者等积极参与社区康复服务,在人员、资金、技术、科研等方面提供支持。

(三) 网络组织结构

我国的社区康复采取社会化的管理方式。在康复工作中,依靠社区原有的卫生和民政工作网络,已形成了由卫生部门、民政部门和残疾人联合会密切协作下的三级组织网络结构——以县(区)为主导,以乡(街道)为枢纽,以村(居委会)为基础。为了使各部门之间的工作能更好地综合、协调和统一,有必要建立和完善地方的残疾人康复服务组织管理网络、技术指导网络和社区康复训练服务网络,体现政府领导、部门配合、社会参与、共同推进的社会化工作机制。

(四) 广泛参与性

社区康复不仅需要康复工作者积极开展工作,还需要患者、患者家属、护工和志愿者的广泛参与。患者和患者家属应参与康复计划的制订和实施,主动积极开展康复训练并参与为其他康复对象提供服务。

(五) 简便有效

社区康复的训练场所就近就便,训练方法简单易行,训练器材因陋就简,训练人员是家庭和邻里,训练时间经常、持久,康复效果良好,资金投入少,服务覆盖广。

五、社区康复的工作目标和工作内容

(一) 社区康复的工作目标

1. 使康复对象身心得到康复　通过康复训练和给予辅助支具,使残疾者生活能够自理,能够在周围活动(包括步行或用轮椅代步),能够与人互相沟通和交流。

2. 使残疾者能享有均等的机会　主要是指平等地享有入学和就业的机会。学龄残疾儿童能够上学,青壮年残疾者能够在力所能及的范围内就业。

3. 使残疾者能成为社会平等的一员　使残疾者能融入社会,不受歧视,不受孤立和隔离,使其能得到必要的方便条件和支持,更好地参加社会生活。

(二) 社区康复的工作内容

社区康复贯彻全面康复、重返社会的基本原则,从残疾的预防,到残疾者四个康复领域(医疗康复、教育康复、职业康复、社会康复)的康复都是社区康复要完成的工作。其主要内容包括以下几点:

1. 残疾预防　依靠社区的力量落实各项有关残疾预防的措施,比如预防接种、优生优育咨询、保健咨询、妇幼卫生、环境卫生、营养卫生、精神卫生、安全防护的宣传教育工作等。将残疾预防与康复知识的普及纳入居民健康教育,举办培训班、发放普及读物、开展康复咨询和指导。

2. 残疾普查　依靠社区的力量在本社区范围内对残疾情况进行调查,了解残疾人员的分布、残疾总数、残疾类别、残疾等级、残疾原因、生活自理程度、康复需求等,并进行统计分析,为制订残疾预防和康复计划提供资料。

3. 医疗康复　依靠社区的力量在家庭或社区康复站对有康复潜能的残疾人开展必要的、可行的功能训练,如生活自理训练、步行训练、家务活动训练、儿童游戏活动训练、语言沟通训练、心理辅导等。对疑难的、复杂的病例可请康复机构中的技术人员会诊,或转诊到上级医院或康复中心的有关专

科进行康复诊疗。

4. 教育康复　依靠社区的力量帮助残疾儿童到特殊教育机构上学,或为社区内残疾儿童开办特殊教育学习班。

5. 职业康复　依靠社区的力量为社区内还残存一定劳动能力的、有就业潜力的青壮年残疾者提供就业咨询和辅导,也可介绍到职业辅导或培训中心进行就业前评定和职业培训。为社区内的残疾人提供就业机会,尽可能安排在社区内的工厂、车间、商店、公司等单位。

6. 社会康复　依靠社区的力量组织残疾者之间或与非残疾者一起开展文娱、体育和社会活动;帮助残疾者解决医疗、住房、交通和社会参与等方面的困难和问题;对社区内的群众、残疾者以及残疾者家属进行宣传教育,使他们能正确地对待残疾和残疾者,共同帮助残疾者重返社会。

7. 独立生活指导　依靠社区的力量建立社区内残疾者"独立生活互助中心",提供有关残疾者独立生活的咨询和服务,如有关残疾者的经济、法律、权益的咨询和维护;有关残疾者用品、辅助用具的购置、使用和维修服务;独立生活技能咨询和指导等。

第三节　工 作 方 法

康复医学是一门新兴的、多专业和跨科性的学科,需要采用多学科、多专业协作的方式工作,强调学科间和学科内的合作。因此,康复医学一般采用康复团队或治疗组(team work)的工作方式。以下就康复医学工作中学科间和学科内的合作特点及康复团队的主要成员及职责进行介绍。

一、学科间合作

康复医学与其他众多学科为实现全面康复的共同目标团结协作,其学科间合作主要有两个方面:

一方面是康复医学与其他医学学科间的合作,如与预防医学、临床医学和保健医学。康复医学与这些学科既相互区别,又紧密联系、相互渗透、互相促进,共同构成全面医学。康复医学与预防医学相结合形成康复预防;与保健医学相结合形成康复保健;与临床医学结合形成众多专科,如神经康复、骨科康复、小儿脑瘫康复等。由于患者的功能障碍大多由伤病造成,所以在解决患者功能障碍时,需邀请相关学科专业人员进行会诊,共同讨论治疗方案。与康复医学科关系较为密切的临床学科包括神经内科、神经外科、运动医学科、骨科、心胸外科、老年医学科、呼吸科、心内科、风湿科、内分泌科等。

另一方面是康复医学与非医学学科间的合作,如工程学、心理学、教育学、社会学等。康复医学与这些非医学学科相互联系、相互渗透、密切合作,甚至形成了许多新学科。如康复医学与工程学结合形成康复工程学,与心理学结合形成康复心理学,与教育学结合形成特殊教育,与社会学相结合形成社区康复等。

二、学科内合作

康复医学不以疾病为中心,也不以器官为目标,而是以功能障碍为核心。常见的功能障碍很多,如运动障碍、感觉障碍、言语障碍、认知障碍等。一般情况下,康复医学面对的患者其功能障碍往往不是单一的,而是多种并存。因此,在解决患者的功能障碍时需要多个康复专业人员合作,发挥各自的技术专长,使患者的功能障碍得到全面、最大限度的恢复。如物理治疗师擅长运动功能的康复,作业治疗师擅长个体活动能力的康复,言语治疗师擅长语言功能的康复,假肢与矫形器师则擅长设计、装配假肢和矫形器。为了达到全面康复的目的,需要各个专业人员围绕一个共同的目标,团结协作,充分发挥本专业的技术专长。

三、康复工作方式——康复团队

我国康复事业起步较晚,康复医疗机构建设还没有定型。因此,各级康复医疗机构的人员配备仍处于摸索阶段。一般来讲,康复团队由患者、康复医师、物理治疗师、作业治疗师、言语治疗师、假肢与矫形器师、心理治疗师、康复护士、文体治疗师、职业顾问、社会工作者和传统医学治疗师等组成

（图 5-3）。其中，康复医师为团队负责人，其余为成员，共同围绕患者开展工作。与国外相比，我国康复团队组有两个特点：一是配备有传统康复医疗专业人员（中医师、针灸师、推拿师等），为患者提供中医康复服务；二是国外康复团队成员类型较多、分科较细，其成员还包括音乐治疗师、舞蹈治疗师、儿童生活指导专家等，目前我国仅有少数康复机构配备了这些人员。

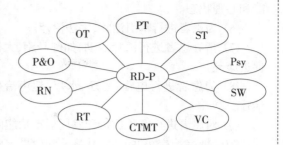

图 5-3　康复团队的组成

RD：康复医师　RN：康复护士　PT：物理治疗师　OT：作业治疗师　ST：言语治疗师　P&O：假肢与矫形器师　Psy：心理治疗师　RT：文体治疗师　VC：职业顾问　SW：社会工作者　CTMT：传统医学治疗师　P：患者

康复工作是以康复团队的形式展开的，其程序一般为：先由康复医师召开团队会议，团队成员对患者功能障碍的性质、部位、严重程度、发展趋势、预后和转归各抒己见，提出各自的评定分析结果、康复对策（包括近期、中期、甚至远期的），再由康复医师归纳总结为完整的分阶段康复计划，然后各成员分别按计划付诸实施。在康复的中期或必要的时候，再次召开团队会议，对计划的执行情况进行评价，根据实际对计划进行修订和补充，然后继续实施康复治疗。在康复治疗结束时，还要召开团队会议对康复效果进行总结，并为下阶段或出院后的康复提出意见。

四、康复医学专业人员的职责

（一）康复医师

康复医师（rehabilitation physiatrist）主要负责康复医疗工作。具体职责是：

（1）接诊患者，收集病史及完成体格检查。经功能评定后，列出患者有待康复的问题，制订进一步检查、观察及康复治疗计划。

（2）对住院患者负责查房或会诊，及时开出临床康复医嘱或作康复处理。对门诊患者进行复查及处理。

（3）作为康复协作组组长，指导、监督、协调各部门康复治疗工作。

（4）主持病例讨论会、出院前病例分析总结会（决定能否出院及出院后的康复计划）。

（5）高级职称医师主持康复治疗组，负责领导本专业专科领域的康复医疗、科研、教学工作。

（二）康复护士

康复护士（rehabilitation nurse）负责住院患者的临床康复护理。具体职责是：

（1）执行基本护理任务。

（2）执行康复护理任务：①体位护理；②膀胱护理；③肠道护理（控制排便训练等）；④压疮护理；⑤康复心理护理；⑥配合康复治疗部门，在病区为患者进行床边物理治疗、作业治疗（尤其是日常生活活动能力训练）、言语治疗；⑦指导患者使用轮椅、假肢、矫形器、自助器具；⑧协助患者做体位转移。

（3）对患者及其家属进行康复健康宣教。

（4）进行医学社会工作。作为患者与其家庭之间、患者与其工作单位之间、患者与其社区之间的桥梁，反映患者的思想情绪、困难和要求。

（5）保持病区整齐、清洁、安静、有秩序，保证患者有良好的生理、心理康复环境。

（三）物理治疗师

物理治疗师（physical therapist, physiotherapist, PT）主要负责肢体运动功能的评定和训练，特别是对神经肌肉、骨关节和心肺功能的评定与训练。经评定后制订和执行物理治疗计划。具体职责是：

（1）进行运动功能评定，如对肌力、关节运动范围、平衡能力（坐位、立位）、体位转移能力、步行能力及步态的评定。

（2）指导患者进行增强肌力、耐力、体能的训练。

（3）指导患者进行增加关节运动范围的训练。

（4）指导患者进行步行训练，纠正错误步态，提高步行能力。

（5）指导患者进行各种矫正体操、医疗体操，提高神经肌肉、骨关节等的运动功能，并调整内脏功能和心理状态。

（6）为患者进行牵引治疗、手法治疗。

（7）指导患者进行医疗运动，如健身跑、太极拳、八段锦、医疗气功等，以增强体质，调整内脏功能，促进康复。

（8）为患者进行电疗、光疗、水疗、超声治疗、热疗、冷疗、磁疗等物理因子治疗，以及生物反馈等治疗。

（9）对患者进行有关保持和发展运动功能的康复教育。

（10）做好治疗文书书写，并将治疗效果定期反馈给康复医师及患者家属。

（11）负责仪器设备保管、保养工作。

（四）作业治疗师

作业治疗师（occupational therapist，OT）指导患者通过进行有目的的作业活动，改善生活自理、学习和职业工作能力。对永久性残障患者，则教会其使用各种辅助器具，或调整家居和工作环境的条件，以弥补功能的不足。具体职责是：

（1）功能检查及评定：包括①日常生活活动能力；②感觉及知觉；③认知能力；④家务活动能力；⑤职业能力等。

（2）指导患者进行日常生活活动训练。

（3）指导患者进行感知觉训练。

（4）指导患者进行家务活动能力训练，包括简化操作、减少体力消耗、避免疲劳等。

（5）指导患者使用各种辅助器具，如轮椅、假手和手部支具等。

（6）指导患者进行工艺治疗，如编织、泥塑等。

（7）指导患者在职业治疗车间进行职业劳动训练（木工、纺织、机械等，也可由技师指导）。

（8）指导患者进行认知功能训练。

（9）单独或配合职业咨询师，对需改变职业的患者进行职业能力、兴趣的评估，并作职业前咨询指导。

（10）了解及评定患者家居房屋的建筑设施情况，发现影响或者制约患者活动的因素，提出居家环境改造的意见。

（11）做好治疗文书书写，并将治疗效果定期反馈给康复医师及患者家属。

（12）负责仪器设备保管、保养工作。

（五）言语治疗师

言语治疗师（speech therapist，speech pathologist，ST）对有语言障碍的患者进行训练，以改善其语言沟通能力。具体职责是：

（1）对语言能力进行检查评定：如对构音能力、失语情况、听力、吞咽功能等进行评定。

（2）对由神经系统病损、缺陷引起的语言交流障碍（如失语症、口吃等）进行语言训练。

（3）发音构音训练。

（4）无喉语言训练（食管音、人工喉发音）。

（5）喉切除、舌切除手术前有关语言功能的咨询指导。

（6）对由口腔缺陷（舌切除后、腭切除后）引起的语言交流障碍进行训练，改善构音能力。

（7）指导患者使用非语音性语言沟通器具。

（8）对有吞咽功能障碍者进行治疗和处理。

（9）对患者及其家人进行有关语言交流及吞咽问题的康复教育。

（10）做好治疗文书书写，并将治疗效果定期反馈给康复医师及患者家属。

（11）负责仪器设备保管、保养工作。

（六）假肢及矫形器师

假肢及矫形器师（prosthetist & orthotist，P&O）的具体职责是：

（1）对患者进行肢体测量及功能评定，确定制作处方。

（2）根据制作处方制作假肢或矫形器。

（3）指导患者试穿做好的假肢或矫形器，并作检查和适配训练，然后进一步修整，直至合适为止。

（4）指导患者如何保养和使用假肢／矫形器。

（5）根据穿戴使用情况复查的结果，如有不合适或破损，对假肢／矫形器进行修整或修补。

（6）对每一位安装假肢及矫形器的患者，定期随访，并做详细记录。

（7）负责仪器设备保管、保养工作。

（8）对患者及家属进行有关假肢使用及相关支持信息的健康教育等。

（七）心理治疗师（临床心理工作者）

心理治疗师（psychologist）在康复协作组内配合其他人员为患者进行必要的临床心理测验，提供心理咨询及进行必要的心理治疗，帮助患者心理上康复以促进全面康复。具体职责是：

（1）进行临床心理测验和评定，如人格测验、智力测验、精神状态评定、职业适应性测验等。

（2）根据心理测验结果，从心理学角度对患者总的功能评定及治疗计划提供诊断及治疗意见。

（3）对患者提供心理咨询服务，特别是对如何对待残疾、如何处理婚恋家庭问题和职业问题等提供咨询。

（4）对患者进行心理咨询及治疗。

（5）做好治疗文书书写，并将治疗效果定期反馈给康复医师及患者家属。

（八）社会工作者

社会工作者（social worker）是促进患者社会康复的工作人员。具体职责是：

（1）了解患者的生活方式、家庭情况、经济情况及在社会的处境，评定其在回归社会中有待解决的困难问题，并根据法规和政策帮助解决其实际困难。

（2）向患者征询意见，了解其对社会康复的愿望和要求，共同探讨准备如何在出院后能适应家庭生活和回归社会，如家居和工作环境的无障碍设施的改造。如有思想和态度障碍，向患者进行解释、鼓励和说服。同时，也应向患者的家属做同样的征询意见和解释说服工作。

（3）帮助患者与其家庭、工作单位、街道、乡镇、政府福利部门和有关的社会团体联系，争取得到他们的支持，以解决一些困难问题，为患者回归社会创造条件。

（九）职业咨询师

职业咨询师（vocational counselor）是促进患者职业康复的工作人员。其在康复中心（医院）里的具体职责如下：

（1）了解和评定患者的职业兴趣、基础和能力。

（2）对新就业或须改变职业的患者提供咨询。

（3）组织集体的或个别的求职技能训练，如开设讲座、教患者如何写求职信和参加求职面试，并进行有关工作态度、工作纪律等的辅导。

（4）帮助患者与职业培训中心、民政福利及劳动人事部门等联系，提供就业信息，沟通就业渠道。

（十）中医师或传统康复治疗师

中医师或传统康复治疗师（Chinese traditional physician or therapist）具体职责是：

1. 中医师 是受过康复医学培训并从事康复医学工作的中医师。中医师参加康复治疗组能使康复医疗贯彻中西医结合的原则，更好地利用传统中医学的优势。具体职责为：

（1）参加康复治疗组病例讨论会，从中医观点对制订患者总的康复治疗计划提出建议。

（2）负责院内或治疗组内的中医会诊，及时对需使用中医方法以促进康复的患者开出中医中药的医嘱、处方。

2. 针灸师（acupuncturist） 在康复治疗组中或根据医师转诊要求，经诊察后对需要针灸镇痛、治疗瘫痪、麻木或其他症状的患者进行针灸，促进康复。

3. 推拿按摩师（masseur, manipulation therapist） 在康复治疗组中或根据医师转诊的要求，经诊察后对患者进行手法和推拿按摩治疗，以促进运动和感知觉功能的恢复，缓解疼痛，调整内脏功能，并预防继发性残疾。

（十一）文体治疗师

文体治疗师（recreational therapist, RT）通过组织患者（特别是老人、儿童残疾者）参加适当的文体

活动,促进身心康复并重返社会。具体职责是:

(1) 了解和评定患者的生活方式特点、业余爱好、兴趣、社交能力、情绪行为等特点。

(2) 根据诊断及上述评定,制订患者的文体活动治疗计划。

(3) 组织患者参加对身心功能有治疗意义的文娱活动,如游戏、文艺表演、音乐欣赏、电影欣赏、室内球类活动(台球、保龄球等)。

(4) 组织患者参加治疗性体育运动、残疾人适应性体育运动,如乒乓球、轮椅篮球、游泳、羽毛球、划船等。

(5) 组织患者走向社会,到医院外参加有趣的或有意义的社交活动,如到购物中心或百货公司购物,旅行参观,参加夏令营活动、社区俱乐部活动和节日庆祝活动,促进患者与社会结合。

(6) 指导患者建立均衡的、健康的生活方式,在如何利用业余闲暇时间、如何养成健康的休闲的消遣习惯上提供咨询。

(王家陟)

第四节　工作流程

现代医学认为,康复医疗活动是按照医学客观规律开展的系统工程,患者到院进行康复治疗需要有步骤、有计划的进行。从过去先临床治疗后康复恢复的滞后做法,快速发展为同期同时康复并进的临床干预。实践证明,康复工作开始的越早,其功能恢复的就越好。因此,康复工作必须从疾病的早期进行,使患者发挥最大潜能,获得最大程度的活动能力和社会参与能力,直至患者回归家庭或社会。急性期的康复一般只进行1~2周;其后需要经过相当长时间的系统康复治疗,时间可能为数周、数月至数年,使患者能达到生活自理;进一步可以回归家庭,恢复工作能力,直至回归社会。

有些患者可能只经历某一阶段即可恢复工作能力,而有些患者经历较长时间的努力仍不能生活自理,终生需要他人帮助。因此,在工作流程中的各种康复机构均应设置良好的康复服务设施,以满足患者的不同需要。从医疗机构方面讲,康复病房、康复门诊和社区康复三者各自侧重点不同,其工作内容与流程也不相同。

视频:康复工作流程

一、康复病房工作流程

康复病房作为医院康复的综合康复工作平台,一般拥有一支专业化的康复团队,其团队成员分工较细,专业技术水平较高,有着较强康复诊疗实力,康复对象大多是病情不稳定、功能障碍较重的患者。

患者从入院到出院按照康复规律进行工作,其康复流程包括以下几个阶段:入院 - 信息采集 - 建立病案 - 初期评定 - 制订计划 - 实施计划 - 中期评定 - 实施修订计划 - 末期评定 - 出院。入院时,康复医师通过信息采集掌握患者的全身状况、心理状态、一般情况等,建立病案,成立康复工作组。在制订康复计划前,先进行功能评定(初期评定),掌握患者各种功能障碍程度、致残原因、残存功能和康复潜力等信息。以此为依据,预测康复的愈后,拟订康复计划,明确患者康复的长、短期目标,制订行之有效的个性化康复治疗方案,组织康复工作组实施系统化康复治疗。康复治疗到一定阶段再次进行康复评定工作(中期评定),判定前期治疗效果,更改短期康复目标,调整康复计划,制订新的康复治疗方案,继续实施工作组康复治疗。通过反复再评定,确认患者恢复已达最佳状态。治疗结束后,对患者进行一次全面的评定(末期评定),以便决定患者今后的去向。功能恢复到可从事某种职业即回归社会,否则回归家庭。另外,部分患者病情稳定后需要转康复门诊治疗或社区康复。

二、康复门诊工作流程

康复门诊与康复病房同属于医院康复,相较于康复病房的工作对象,康复门诊大多是功能障碍相对较轻、病情稳定、不需住院治疗的患者,或者是住院患者好转出院后转入门诊康复的患者。门诊康复工作的流程与康复病房工作流程区别在于是否住院,其他工作相同。

康复病房工作及康复门诊工作流程见图 5-4。

三、社区康复工作流程

社区康复工作的层次在社区,主要依靠社区的人力、物力、财力开展康复服务。相较于医院康复,社区康复是全面的,包括患者身体、精神、教育、职业、社会生活等方面的训练,具有患者及家属主动参与制订和实施计划的特点。社区康复的主要服务对象是残疾人、老年人、有功能障碍的慢性病患者、有康复需求的社区人群等。因此,社区康复工作需要政府领导、多部门配合,明确部门职责,实行目标管理,社会广泛参与、各司其职、共同推进。社区康复的各项计划和服务是否能切实落实,直接关系到残疾人和其他康复对象能否得到全面有效的康复服务。做好社区康复训练与服务,关键在于把握好各项工作环节和衔接,有序地开展工作。社区康复工作流程大体为:建立社会化工作体系→制订工作计划→建立工作队伍→培训社区康复人员→调查社区康复资源和残疾人康复需求→组织实施→检查评估。

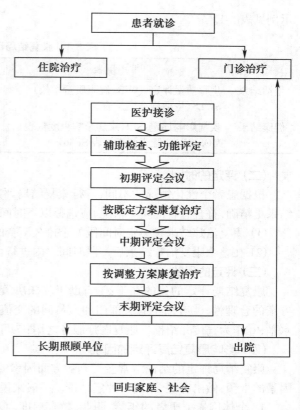

图 5-4 康复病房工作及康复门诊工作流程图

四、康复临床工作路径

临床路径的建立是现代医院质量管理的一种手段,也是医院内部多学科合作的结果。康复医学在我国尚处于发展阶段,此项工作尚未大面积开展。保障康复医疗质量不但需要强有力的科室管理制度做保障,更重要的是需要有一套完善的临床操作规范做后盾。为了促进学科的发展,与国际接轨,建立康复常见疾病的临床路径非常重要。对于康复医学病房或中心的治疗质量管理,临床路径的制订尤其重要。建立康复临床路径既可以提高康复医疗质量,又可以控制康复医疗成本,从而可提高患者的满意度。

第五节 康 复 结 局

一、康复结局的概念

康复结局又称"结果"、"后果"、"转归",是指经过系统的康复治疗后最终取得的结果,或健康、功能、生活质量所处的状态。康复针对的是患者的功能障碍,而非临床疾病,所以康复的结局不可以用临床医学的"痊愈"、"好转""无效"来表示,而应该通过康复评定的结果,确定康复结局。不同的评定方法或不同的角度进行评定,可以得出不同的结论,具体体现在功能障碍恢复、生活自理以及回归社会等方面。

二、康复结局的评定

(一)常用量表

康复结局评定应全面反映患者生活结果、健康结果、治疗结果三个方面的情况。在选用适当的评定量表进行结局评定时,应将患者病情、功能障碍程度和康复治疗目标综合参考作为依据。参考量表示例见表 5-1。

表 5-1 康复结局评定常用量表示例

评定内容	常用量表	评定内容	常用量表
生活结果	生存质量评定:QWB(健康质量指数) SWLS(生活满意度量表)	治疗结果	功能评定:FIM(功能独立性量表) Barthel Index(巴氏指数)
健康结果	疾病影响评定:SIP(疾病影响程度量表) MOS-SF36(健康调查简表 SF36)		Fugl-Meyer scores ASIA

(二) 评定的时间

根据患者个性化情况的不同,进行康复结局评定的时间选择也不尽相同。一般来说,为了使评定结果更精确,符合患者的实际情况,应选择以下时间进行:

(1) 康复治疗结果在一定时间段处于持久不变的状态时,可选择在此期间进行康复结局评定。

(2) 在整个康复治疗结束后一段时间之内进行评定,得到的结果能反映康复治疗的效果。

(三) 评定的目的

康复结局评定的目的在于:①有助于临床决策;②有助于科学认知康复效果;③有助于评估康复方案的合理性;④有助于有关部门和人员间的交流;⑤有助于总结临床经验教训,提高康复医疗服务水平;⑥作为宣传介绍推广康复医疗服务之用;⑦可作为进一步研究康复医疗成本 - 效益的参考。

(四) 影响康复结局评定的因素

康复结局评定的结论常常会受到各方面因素的影响,造成评定数据的差异,应当尽可能减小影响因素的干预,做出客观、正确的评定结论。一般来说,常见的影响因素有:

1. 个体因素　患者的年龄、职业、教育程度、心理状态、经济状况等因素的不同,可直接导致康复结局的千差万别。

2. 目标方向　康复目标分为短期目标和长期目标,在康复治疗的各阶段、运用的各种治疗方法结局评定的标准不一致,可直接影响康复计划的实施,也可导致康复过程中各种康复治疗手段混乱。评定标准中常常采用残留功能的改善或残疾的恢复,但残留功能的改善与残疾恢复的康复措施是有区别的,因而两者的目标常难统一。

3. 评定结局的工具　由于康复实际工作中的复杂性和多样性,导致结局评定工具的多样性。评定结局的工具有待进一步完善和规范。

4. 疾病因素　有些疾病所致功能障碍往往是进行性加剧,治疗手段需要不断调整,病情与同步变换治疗的复杂性导致结局评定的差异。

(五) 康复患者的疗效评定

康复医学面对的是日常生活能力、就业能力部分或完全丧失的患者,很难用临床医学中治愈的标准来衡量,所以常采用下列的评定方法。

1. 疗效的标准　疗效的标准根据治疗前、后的功能独立状态进展情况决定,功能独立状态则根据日常生活活动能力评定中完全能够独立的项目占总项目的百分比来决定。评定的标准如下:

(1) 完全恢复:治疗后的功能独立状态达到完全独立水平,日常生活活动能力达到完全独立水平。

(2) 显著有效:治疗后的功能独立状态虽然达不到完全独立水平,但其级别较治疗前进步 2 级或 2 级以上,或者进步虽未达到 2 级,单项已达到 FIM 评定中的有条件的独立水平。

(3) 有效:治疗后的功能独立水平较治疗前仅进步 1 级,且达不到 FIM 评定中的有条件的独立水平。

(4) 稍好:治疗后日常生活活动能力评分虽有增加,但功能独立级别达不到进级水平。

(5) 无效:治疗后的日常生活活动能力评分与功能独立水平较治疗前无变化。

(6) 恶化:治疗后的功能独立水平较治疗前下降。

(7) 死亡:治疗失败,患者死亡。

2. 疗效评定时所依据的功能独立水平

(1) 完全独立。

(2) 有条件的独立。

(3) 需要不接触身体的独立。

(4) 需要少量接触身体的独立。

(5) 需要中度的辅助。

(6) 需要大量的辅助。

(7) 完全依赖。

(六) 结局评定模式

结局评定模式可归纳为表 5-2 所示。

表 5-2　结局评定模式

		残损		残疾	残障
结局分析	评定范围	ⅰ）残损类别	ⅱ）残损所致功能障碍	运动能力	经济上的自足
		骨骼	身体部分	个人保健	职业
		智力	感觉器官	体位	可动性
		神经	心理、行为	灵巧度	身体的独立性
		心理	交流能力	行为	社会的融合
		听觉	环境的适应	境遇	定向
		视觉	其他	交流能力	其他
		内脏		特别技能	
		容貌		其他活动限制	
		综合损伤、感觉			
	基本评定标准		举例：	举例：	举例：
			ⅰ 活动范围	ⅰ 问卷	ⅰ 轮椅行进距离
			ⅱ 疼痛	ⅱ 操作测试	ⅱ 社会接触
			ⅲ 肌力	ⅲ 各项技能调查表	ⅲ 就业状况
			ⅳ 重复运动		
	结局分级	ⅰ）规定用 ICIDH 作为分类法规	ⅱ）一般功能能力	ⅰ）依赖性 / 独立	ⅰ）财政状态 / 所需支持水平
			功能健全	操作无困难	ⅱ）社会角色（职业、职务等）
			功能受限 / 减弱	操作有困难	ⅲ）生活安排
			功能丧失	需要辅助器具进行操作	ⅳ）需要帮助程度
				需要他人帮助进行操作	ⅴ）社会活动类型 / 频度
				依赖性	
				需要外部加强才能工作	
				能力完全丧失	
				ⅱ）完成任务的质量	
				正常	
				减少 / 降低	
				操作能力缺失	
干预手段		医疗和康复治疗		适应性的设备和环境的修改	社会服务和社会政策

（孙作乾）

本章小结

　　康复医学的服务方式包括机构康复、社区康复和居家康复。我国目前康复医学工作的服务方式主要有机构康复和社区康复两种基本方式,居家康复即将得到逐步推广开展。发展社区康复作为健康中国的一项国家战略,已进入了一个多元化、快速发展的新阶段。

　　康复医学强调向患者提供全面的、综合性的康复服务。康复协作组是康复工作的主要方式,在患者康复的全过程,从功能评估、康复目标的拟定、治疗训练、复查、修订方案到最后总结,都应运用康复协作组的工作方式。协作组的组长一般为康复医师,成员包括各相关的康复治疗成员。

　　康复的结局不可以用临床医学的标准来表示,而应该通过康复评定的结果确定康复结局。

思考题

1. 康复协作组包括哪些成员?
2. 社区康复的特点、内容、目标和原则是什么?
3. 试述专业康复流程。

扫一扫,测一测

思路解析

第六章　康复伦理问题

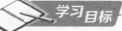

学习目标

1. 掌握：医学伦理学的概念及主要研究内容；康复医学伦理的特点。
2. 熟悉：临床康复实践中的伦理问题，如何选择患者、医患关系、制订个体化的康复方案、专业团队的协调与配合、家庭成员的作用与职责、康复治疗终止。
3. 了解：有关康复的国内政策法规；康复宣传和教育。
4. 学会应用伦理知识处理康复医学实践过程中遇到的问题。
5. 培养职业道德意识，协调处理医患关系、康复团队成员之间的关系。

医学伦理学是运用伦理学的理论、方法研究医学领域中人与人、人与社会、人与自然关系的道德问题的一门学科。它的主要研究内容有：医学伦理的基本原则、规范、作用及发展规律；医务人员与患者之间的关系（医患关系）；医务人员之间的关系（医际关系）；卫生部门与社会之间的关系。

康复医务人员在进行康复治疗过程中经常会遇到道德上进退两难的处境而使他们难以制订具有良好依从性的康复计划。例如，患者、家属和康复医务人员会在康复目标、康复过程及应用何种康复治疗技术方面产生分歧，患者希望尽早回家而家属却想让其继续留在医院治疗。尽管康复医师和治疗师都知道康复训练能改善患者功能并促进其最后回归家庭，但很难为一个没有康复意愿且不合作的患者提供切实有效的康复治疗；反之，有些患者在医院已恢复到一定的功能水平，但仍不愿回到家庭进行社区康复和适应家庭环境，而是过多依赖于医护人员和家属。虽然这些因素并无孰轻孰重，但我们必须做出选择，使我们的治疗决策与道德责任相一致，不违背医学伦理学原则。

第一节　历史与发展

医学道德思想的发展与其当时所处的历史条件、社会制度、宗教信仰、经济文化背景有着密不可分的联系。

一、公元前及中世纪的医学伦理

（一）西方古代医德思想

公元前4世纪的《希波克拉底誓言》是医学伦理学的最早文献，是古希腊医德思想奠基人希波克拉底（Hippocrates，公元前460~前377）及其学派在长期的医学实践中总结出来的道德行为准则。希波克拉底誓言要求医师要忠于职守，不能给患者致死性药物，要努力保持行医的纯洁性和神圣性。

公元前5世纪印度名医、外科鼻祖妙闻在他的《妙闻集》中指出："医生要有一切必要的知识，要洁身自持，要使患者信赖，并尽一切力量为患者服务，甚至牺牲自己的生命亦在所不惜"。并称"正确的知识、广博的经验、聪敏的知觉及对患者的同情,是为医者的四德"。

公元 2 世纪古罗马名医盖仑继承了古希腊的医学和医德思想。他认为:"作为医师,不可能一方面赚钱,一方面从事伟大的艺术——医学。"从而推动了古罗马医德发展。

公元前 1 世纪内科鼻祖阇罗迦著有《阇罗迦集》。他反对医学商品化,认为"医生治病既不为已,亦不为任何利欲,纯为谋人类幸福,所以医业高于一切"。

在整个中世纪,由于僧侣主宰整个医学领域,宗教传统对医学伦理的发展有很大的影响。

(二) 我国古代医学伦理思想

"神农尝百草"和"伏羲制九针"的传说,体现了我国古代古朴的医德思想的萌生。晋代的杨泉在《物理论》中说:"夫医者,非仁爱之士,不可托也;非聪明理达,不可任也;非廉洁淳良,不可信也"。以及唐朝孙思邈的《大医精诚》和《大医习业》都全面地论述了行医的目的、医师的品德修养、献身精神和医疗作风,主张医师应同时具有精湛的医术和高尚的道德。明代龚廷贤著《万病回春》中有"医家十要"、"病家十要"和"医家病家通病"等内容,对医师的职业道德规范进行了研究和制定。同时代的陈实功撰写的"医家五戒十要"针对医师的专业学习、道德修养、言行举止、服务态度以及如何处理好同行之间的关系进行了明确的叙述,与上述《希波克拉底誓言》并称为世界古代医德文献。

二、近代医学伦理的诞生

16 世纪中叶文艺复兴后人道与神道的尖锐斗争反映在医学领域中,以实验医学为基础的医学科学迅速发展,为近代医学的发展奠定了基础。

17 世纪实验生理学的创始人之一、英国医师威廉·哈维用实验方法发现了血液循环学说,从而近代医学在生物科学的基础上发展起来。医学划时代的发展,使医德也有了巨大进步。

18 世纪德国柏林大学教授胡佛兰德在他的《医德十二篇》中提出了救死扶伤、治病救人的医德要求。

1803 年英国医学家、医学伦理学家托马斯·帕茨瓦尔出版了《医学伦理学》,标志着医学伦理学成为一门独立的学科。

1823 年纽约医学会订立了医师道德规则。1847 年美国成立医学会,颁发了《医德守则》,强调医师对患者的责任和患者对医师的义务,医师之间的责任以及医务界对公众的责任和公众对医务界的义务等。

1864 年在瑞士日内瓦成立了"万国红十字会",订立了《日内瓦国际红十字会公约》,医学伦理学逐渐向着系统化、规范化、理论化方向发展。

1948 年的《日内瓦宣言》和 1949 年的《医学伦理学法典》都发展了《希波克拉底誓言》的精神,明确指出患者的健康是医务人员要首先关心、具有头等重要地位的问题,医务人员应无例外地保守患者的秘密,对同事如兄弟,坚持医业的光荣而崇高的传统。

三、现代医学伦理的发展

二战以后医学伦理学开始作为一门独立完整的学科。伦理问题(ethical problems)的研究,作为当代医学的中心焦点,已经超越了纯粹的医学界限。促进医学伦理问题的发展主要有五方面因素:首先,医学新技术的广泛应用,生物医学技术的迅速发展,如器官移植、基因工程和生殖技术(人工授精、体外授精等)等,使我们有能力去介入自然发展规律。社会对尽可能使用可利用的科学技术的巨大驱动,很难限制高科技在医学领域的应用,从而引起一系列概念、伦理学和法律问题。第二,医疗费用的昂贵。随着急救医学水平的提高,挽救了大量的生命,慢性病和各种疾病的相应费用大幅上升。第三,某些疾病的发生率越来越高,医患纠纷日益增多,政府和公众支持医学研究并关注医学发展动向及医疗政策的制定,在这一进程中公众在推动对医学伦理问题的认识中起着重要作用。第四,公众对生活质量越来越注重。虽然随着医学技术的飞跃发展,很多患者存活下来,但是有些人是否过着有意义的生活呢? 从这一角度来看,有时治疗的结果比疾病本身更坏,它造成的负担超过了患者得到的益处。最后一个因素是人权,尊重患者的自主权利,随着我们日益关注对少数民族、妇女儿童和残疾人的尊重,进一步催化了对患者人权的讨论,基于对尊重自我决定和个人尊严的考虑,医务工作人员认识到患者有权做出自己的决定。

四、康复医学伦理的特点

康复伦理学是应用医学伦理学理论和方法,研究和解决康复医学实践中的道德问题,是伦理学的理论、观点与康复医学实践相结合的产物,也是康复医学与伦理学相互交叉的边缘性科学。康复医学诞生于 20 世纪 40 年代,是一个相对年轻的医学领域,与临床治疗学相比,它的医疗过程看起来缺少生死抉择的剧烈性,患者会在较长时间内接受一系列专业人员的治疗,而其中无人能够明确地对伦理问题负有专职。在一些康复专业教育和培训项目中,学生对伦理问题的认识也未得到重视。然而在康复实践中我们却需要考虑伦理问题,如专业人员的责任、专业人员和患者之间的关系、家庭成员的角色和期望、医疗护理的目标等。康复伦理的原则涉及尊重患者自主权、使患者获得最大收益以及社会医疗资源的平均分配和均等享受三方面,但如何平衡三者则是我们所面临的问题。

第二节　临床康复实践问题

患者由于各种原因导致身体结构和器官功能受损,不能按正常方式进行各种活动,因而其参加社会活动的能力受损,这些我们称之为功能障碍。康复医学在其医疗活动过程中与临床医学有诸多不同,在疾病不同阶段的处理有其原则和重点。康复医学的对象更多地是针对功能障碍患者,这些功能障碍往往是不可逆的,很少能治愈,残留的障碍可能将伴随患者度过一生,从某种意义上说康复医学就是功能恢复学。康复治疗是利用各种不同的手段,通过功能的再训练和对环境的改造来恢复其技能和能力,从而改善功能障碍,使患者生活独立,回归社会。要完成这一目标,需要多方医疗专业人员的参与,包括医师、护士、心理学家、康复治疗师(物理治疗师、作业治疗师、言语治疗师、职业治疗师、文体治疗师、传统医学治疗师等)、家属、社会工作者等。

与传统医学的医患双重关系相比,康复的整体关系更复杂,对于每一个患者的治疗都涉及一个多学科康复团队、家庭成员和患者本人的相互关系。而患者、家庭成员和医疗人员对权利和职责的争执往往会激发多种矛盾。美国曾对临床康复人员最常见的伦理问题进行了调查,问题主要集中在医疗赔付和资源分配、制定康复目标、患者的自我决定能力受损、关于治疗隐秘性的考虑,如何对患者的治疗做到利害平衡同时又要尊重其自主权等方面。而目前在我国最常见的伦理问题则突出体现在医疗支付、制定康复目标、医学团体和公众对康复治疗的承认和接受、患者自身的消极心态等方面。随着医疗保险制度的逐步完善和国人对生活质量要求的日益提高,康复在整个医学领域的位置也愈显重要,今后在临床康复实践活动中遇到的伦理问题也会越来越多。下面将对临床康复过程中常见的伦理问题加以介绍。

一、患者的选择

康复医学的对象主要是由于各种损伤以及急、慢性疾病和老龄带来的各种慢性功能障碍者。为了更合理地利用有限的康复资源,康复人员应选择具有康复潜能的患者。

(一)影响患者选择的因素

影响患者选择的因素包括患者功能障碍的程度不同、承担社会角色的不同、医患比例的不协调、康复资源分布的不均等,个人生活质量要求的不一样、个人文化素养的差异。个人负担费用能力的不同,谁来承担康复治疗费用,我国现行基本医疗保险支付和社会医疗保险赔付对不同疾病的康复治疗有一定的限制,这些因素都影响到康复专业人员对患者的选择。

(二)疾病和非医疗因素对选择患者的影响

一般认为,脊髓损伤、截肢和脑卒中患者比进行性疾病的患者更易获得功能的改善;具有认知功能的患者有利于康复,因为康复需要患者应用新的方法来改善功能障碍;患者的年龄和预期恢复过程与康复治疗密切相关;预期能够取得明显进步的患者,无论其功能障碍的严重程度如何,通常都被认为适合进行康复治疗。

康复专业人员在决定是否开始治疗时首先应考虑医学诊断和预后。并不是所有的患者都能受益于康复治疗,如有些残疾是不可逆转的,有些则因疾病太严重而不能参与康复治疗,还有些患者功能受损相对较轻不需要康复治疗。

康复专业人员在考虑患者的治疗时还受到一些其他的非医疗因素影响。例如,患者家属是否易于和乐于帮助患者,患者的社会支持(social support),患者的负担能力等。康复机构的特点也会影响对患者的选择,如某些机构专长治疗某些特定的残疾,地区性或国家性治疗中心具有优先权,着重训练患者重返工作的机构要求患者具有一定的职业潜力。另外,康复设备的配置和治疗水平以及是否拥有康复病房及床位使用率也会影响对患者的选择。

（三）临床康复中面临的问题及相关建议

由于缺乏正式的、公众一致认可的康复纳入标准,使得康复工作者在临床实践工作中经常处于两难境地。例如,是选择迫切需要康复但预后相对较差的患者,还是选择残疾程度轻、治疗效果好的患者? 是选择需要长期康复训练的年轻患者,还是选择年老患者? 是选择关注自己残疾而密切配合的患者还是再给配合较差的患者一次机会? 对于未接受过有关康复道德培训的从业人员而言,很容易依据个人经验、信仰和价值观作出判断,这就使决策有很大的灵活性,很可能由于决策者的偏见和主观性而导致潜在的不公平性。

我们必须列出选择治疗患者的各种因素和程序,检查评估患者,确保患者医疗状况稳定以及有可改善的功能障碍。但同时我们要注意到这一过程的局限性,仔细清楚地解释拒绝患者的理由,并承诺将来重新评估患者。否则,在疾病早期做出的单方面决定可能会妨碍患者后面的康复。医疗人员的集体讨论有助于达成一致的更加客观的选择标准。

二、个体化康复方案的制订

个体特异性是康复医学的对象具有的特征,所以在制订康复治疗方案时要体现个体化的特点。针对不同的对象制订与其相适应的康复方案。

由于各种生理的和心理的原因,患者在参与制订治疗方案时,最初会觉得自己很脆弱,还没准备好来面对这一新的情况,他们在康复机构这个陌生的环境中,通过康复能得到什么知之甚少。尽管康复人员总是鼓励患者积极参与制订他们自己的治疗方案,患者感到很难设定目标,很难对自己的行为负责并主动参与到治疗中来。因此,在制订个体化康复方案时,要遵守以下三个原则:

（一）知情同意原则

当康复专业人员对患者做出诊断或推荐一种治疗方案时,必须向患者提供包括诊断结论、治疗方案、病情预后以及治疗费用等方面的真实、充分的信息,尤其是诊断方案的性质、作用、依据、损害、风险以及不可预见的意外等情况,使患者或其家属经过深思熟虑自主做出选择,并以相应的方式表达其接受或拒绝此种治疗方案的意愿和承诺,并在患者一方明确承诺后才可最终确定和实施拟定的治疗方案。

（二）尊重自主原则

患者的康复治疗会涉及许多方面的利益,如患者的家属、承担或支付患者医疗费用的个人、社会团体或机构以及康复医疗小组成员。不同个体对康复的可能性和康复结果会有不同的看法,因而康复治疗人员、患者、家属以及医疗保险人员所设定的康复目标可能不一致,甚至是相互排斥的。

从尊重患者自主权的观点出发,即使患者作出不好的选择,尊重自我决定仍是最重要的。康复医疗专业人员不能把自己的价值观强加给患者,应该给患者讲解治疗的费用、风险和有效性,与患者讨论改善功能的一些可选择的方法。但当患者被允许做他们想做的事时,也会带来一系列的问题,如他们可能拒绝进行那些不愿意进行的训练,也可能忽视家庭康复训练计划而要别人照顾等。康复服务人员要树立良好的医德,尊重他们的人格,理解患者在经历了突发事件和身体残疾后反应,应该时刻意识到自己的建议对患者的影响;要看到他们的长处,帮助、鼓励他们去发现自身还存在着巨大的潜力。

尊重康复对象的自主权固然重要,但无原则性的依从患者的意愿有时也会损害患者的最佳利益。

（三）医疗最优化原则

在康复临床实践中,个体化康复方案的选择和实施追求以最小的代价获取最大效果的决策即最佳方案。其主要内容包括:疗效最佳;损伤最小;痛苦最轻;耗费最少。

三、医患关系

医患关系(patient-practitioner relationship)是指医务人员与患者在医疗过程中结成的特定的医疗人际关系。在康复医学中,患者和康复治疗人员之间的关系不同于疾病急性期时的医患关系,它表现出的是长期的行为关系、道德关系、利益关系、价值关系、法律关系和文化关系等。这些关系通常以服务态度、医疗作风等表现出来,在康复医疗过程中对康复效果有着无形的影响。

(一) 康复医学中医患关系的特点

由于患者在医疗过程中越来越重视其知情权(informed rights),医生要告知患者实情,以谨慎认真权衡利弊的态度给患者提供医疗手段的选择。随着医患关系由以医生为中心逐渐向以患者为中心的转变,医患关系中患者的地位不断提高,医生和患者之间不再是主动与被动的关系,而是平等的关系。尊重患者的自主权和隐私权(privacy)是发展良好信任平等(egalitarian)医患关系的关键。在康复医疗过程中患者需要同时面对许多服务人员,只有部分是医生和治疗师,而家庭成员也起着重要作用。康复工作人员在提供有关医疗信息和康复治疗措施时需要考虑患者和家属的相互关系及其特异性,但是由哪位康复人员来具体负责对患者的知情告知,以及哪项康复治疗需要签署同意,尚未有明确规定(有创性治疗已明确规定要签署知情同意书)。为尽量减少可能发生的医疗纠纷,也许对所有的治疗项目都要有知情同意(informed consent),而且随着康复进程需要重新签署。

(二) 康复教育改善医患关系

平等是现实的,超越现实的平等是不存在的。因此,对于那些有严重认知障碍而无自主意识的患者,治疗人员有相对意义上的决定权,但仍需与家属及时沟通,获得其理解和支持。随着患者自主能力的恢复,他们仍有权了解自己的相关治疗并作出决定,积极求得绝对性与相对性的合理统一。患者在康复治疗早期,治疗人员要在其还没有足够的能力来适应残疾和了解所要面对的未来之前,通过劝慰和其他方法的有效沟通,帮助患者从长远目标上恢复其应对问题的能力和自主性。这一康复教育的模式强调获得患者的理解合作而不是发号施令,要开展医患的换位思考,要掌握与患者交往的语言技巧,要尊重医患之间这种复杂的相互融合的特点;治疗人员告知患者有关残疾的知识并鼓励他们积极参与到康复中来。良好的医患关系将获得更好的治疗效果。

四、专业团队的协调与配合

(一) 康复治疗的多专业性

康复的工作方式是以团队的形式出现的。而康复团队是由多学科的专业人员组成的小组,他们共同工作来帮助患者解决功能障碍问题、社会心理和职业的需求。在残疾者的康复过程中,在医疗康复方面,常牵涉康复医学科、神经科、骨科、泌尿科、老年学科、精神科等多学科,各有关学科一起工作,目标是使残疾者康复。如何更好地在大方向一致的前提下协调和协同工作,需要有良好的医际关系。

(二) 康复团队工作的协调性

康复治疗是多专业、跨学科的。横向存在着医学各科之间的关系需要协调。纵向方面,从接受康复对象,开始进行康复治疗,到重返社会,存在着医疗康复、教育康复、职业康复、社会康复的关系,同样需要较好的协调。不论横向还是纵向方面,其达到的康复目标是一致的。

训练团队成员具备协调和解决冲突问题的能力很重要。良好的管理体制是能够顺利完成整个康复治疗计划的保证。小组人员应该就个人的行为对小组负责,专业人员应该向患者和家属解释哪些责任是由小组人员共同承担的,哪些是专人有指定权的。患者的康复过程需要多学科人员的共同参与,由于团队中成员的专业特长的不一致,对患者在某一方面的功能可进行独立评估并制订各自的康复计划。由于康复治疗常常需要患者的主动参与,康复目标的制订和治疗方式的选择应以患者为中心,通过有效的交流了解患者和家庭的要求以及他们的愿望,共同制订出统一的、合理的、有效的改善患者生存质量的个体化康复方案。虽然工作人员需尽可能保护患者的隐私,但同时也必须对患者及其家属强调有必要与和患者治疗相关的人员共享有关信息。康复团队应争取尽快解决患者、家属和团队成员之间不可避免的冲突以确保治疗的有效性。

（三）康复团队工作面临的问题

团队人员的丰富经验和多功能组织能使治疗更有效,但是患者和家属可能会不太适应这种团队医疗形式。康复治疗的方式从针对患者功能障碍改善这一方面所提供的医疗康复角度上讲是团队形式;但是具体落实到患者身上却是分散的,是康复治疗各种治疗方法的相对统一。由于各种疗法的治疗师执行着各自的治疗任务,所以他们所获得的患者的信息又可能是不一样的。往往工作人员会感到矛盾,究竟该不该把从患者那里所获得的信息与整个团队进行沟通,以便更好地协调康复治疗工作;还是尊重患者的隐私权,从患者的利益考虑,不与其他小组成员沟通。过多的治疗人员也会让患者感到无所适从,被迫去执行他们并不认同的指令,从而引起谁有权威性和谁来负责的争议。康复治疗人员可能以不同的甚至是矛盾的方式治疗患者,对治疗时间上的安排会有不同的看法。基于以上的问题,要想很好地解决这些看似矛盾的问题,一是需要团队整体的专业理论和治疗技能的提高,使康复治疗的步骤、方法高度统一;二是治疗师必须定期研讨康复对象在每一个阶段所存在的问题,并修改治疗计划,做到团队中每一个人员都知晓;三是以团队中各个治疗组的组长给患者及家属详细地解读治疗计划、方法和治疗目的,以此达到治疗师的步调一致,让患者充分地理解和配合。

五、家庭成员的作用与职责

家庭成员是组成康复治疗团队的一分子,家庭成员在残疾人的照顾和整个康复治疗过程中起着非常重要的作用。在康复过程中,家庭成员和康复专业团队一起讨论制定康复目标和患者出院后的安排。家庭成员的积极配合和社会相关因素的参与,都对其功能结局产生积极的影响。家庭照顾者陪伴康复是促进患者康复的重要环节,在这个过程中,专业人员提供康复训练指导与疾病相关健康知识,从而摆脱疾病的困扰和影响,体现自我价值,提高其日常生活活动能力。

（一）家庭成员在康复中的作用

从社会角度来说,希望家庭成员能够帮助另一个需要帮助的成员。家庭成员通常承担着特殊的照顾责任,能够提供特殊的情感支持和患者所需的身体照顾,从而提高患者的自主性和达到康复目标的可行性。

从现代康复医学的角度,家庭成员对患者功能障碍的恢复具有积极的促进作用:①家庭成员的积极参与,能减轻和改善患者的心理障碍;②家庭成员更了解患者的生活习惯,并根据自己的家庭具体情况改善家庭的环境以适应患者的需要,积极参与使患者能较快地适应目前的生活方式,主动地配合康复治疗;③运动的学习是通过重复的过程完成的,家庭成员积极参与可使患者从一开始就避免重复异常的运动模式以及由此而导致的痉挛的强化,帮助患者以最接近正常和最省力的方式运动。以上几点在中枢神经系统疾病的康复过程中显得尤为突出。

（二）家庭成员对自己承担角色的态度

家庭成员对于照顾患者存在两种观点:一种观点认为他们很乐意并有这种能力为患者提供善意细心的照顾;而另一些家庭则感到很困难,照顾残疾患者在经济、体力和人力等各方面可能超出了家庭成员的能力,他们感到自己的利益受到了威胁。对于一个家庭来说,并没有一个简单的模式来规定应该有多少家庭成员来照顾患者,以及应付出多大的能力。成功的康复不仅取决于各种治疗,更取决于患者如何度过治疗之外的剩余时间。康复应被认为是一天二十四小时都存在的管理或生活方式。因此,应当充分发挥家庭成员的积极性,使家庭成员积极地参与到整个康复治疗过程中。这对于患者的功能障碍的恢复具有极其重要的意义。

但是,现今家庭成员的居住日趋分散,使得不是每个成员都能够照顾患者;虽然家庭照顾者能够在一个温暖新生的环境中给脆弱的患者以最好的帮助,但有些家庭成员并不愿意因此放弃自己的生活计划、希望和梦想。

在疾病的早期,家庭成员应积极地配合医师救治患者及功能障碍的康复治疗,这对尽早地使患者生活独立、回归社会与专业人员的作用同样重要。当病情稳定,患者出院转回家庭继续进行康复,这就要求家庭成员了解康复训练方法,并帮助患者坚持不懈地进行康复训练,以求早日康复。此外,患者的日常生活、服药或外出治疗等也都需要家属的照顾。因此,如果家属没有很高的热情和积极性,延误了康复时机或缺乏康复理论知识,患者可能会永远卧床。可见,患者家属一定要有主动性,要有足够的思想准备并需做出巨大牺牲。

也许,社会应尽快健全对残疾人尤其对失去生活自理能力的残疾人的管理机构,从经济上和心理上给残疾人及其家庭减少负担。只有这样,社会才可能期望每一个家庭成员愿意承担照顾患者的义务。

六、康复治疗质量控制与康复治疗终止

(一) 康复治疗质量的控制

良好的康复治疗质量的控制能够降低康复团队的工作负担,加强康复团队协作能力,提升康复团队工作效率,进而增加患者的满意度。

治疗质量的控制应围绕以下几个环节进行。

1. 制定严格的各级治疗师的职责 职责是我们工作的指南,每一级的治疗人员有不同的职责,上一级的治疗师应对下一级治疗师的治疗质量进行监控、指导。

2. 抓好康复评定 - 治疗 - 评定环节 康复治疗始于评定,止于评定。在康复治疗的前、中、后期要各进行一次康复评定,中期评定可进行多次。根据每次评定的结果,对前一段康复治疗的效果做出客观评价,制订、修改下一步的康复治疗计划,直至康复治疗停止。

3. 制订良好的治疗流程 按照评定的结果,合理地安排每一个患者的治疗。多种康复治疗同时应用于一个患者,需要合理安排治疗的顺序。如坐位平衡未达到站立要求时,不应该进行站立训练等。

4. 制定完好的疗效评价体系 应用信息化、智能化和规范化的康复管理手段进行康复治疗效果的评价。

(二) 康复治疗终止

1. 决定康复治疗终止的影响因素 康复机构何时终止康复治疗,受很多因素的影响。首先是患者,患者的康复治疗意愿强与不强,会表现在康复治疗过程中患者是否合作。有些患者虽然已恢复到一定的自理能力,但仍想留在医院由专业治疗人员来照顾他,这时康复治疗团队需重新评估患者是否有继续治疗的价值。其次是患者的家属,如患者的家属希望继续治疗以达到康复治疗人员认为是不重要或不切实的目标。某些长疗程康复治疗患者的经济承受能力,对是否终止治疗也有影响。最后是康复治疗人员,当患者进步缓慢或在治疗效果上达到平台期时,治疗小组成员可能会怀疑是否值得继续治疗,这一问题往往是由专业人员提出来的,并未询问患者和家属的意见,而后者仍在希望朝着他们的目标继续努力,这些目标在专业人员看来并不重要或根本无法实现;有些临床医师可能担心即将出院回家的患者是否得到了充分的治疗;在一些综合性医院,由于床位使用率和周转率的要求,治疗人员可能会要求患者尽早出院而不去考虑其功能水平的改善;同期训练患者中,有的功能恢复比较快,那些治疗效果明显减缓的患者可能会被考虑提前终止治疗。

2. 治疗人员对治疗终止的影响 治疗小组人员的价值观(moral values)影响着治疗终止的决定。目前,社会上没有一个被大家广泛接受的模式,把健康、功能和生活质量概念以及个人的自主性、独立性联系起来,医疗人员不能给每个人的生活质量下最终定义,当然也不能用他们的理论观点来定义。他们对患者在医院外环境中应对残疾能力的主观判断可能与患者本人的观点有很大不同。有很多报道残疾人生活质量的文章,逆境并不一定就会使一个人悲观地对待生活,相反,如果一个人能很好地适应其功能障碍,还是可以过上有意义的生活。如果医疗专业人员能够了解患者的价值观和对生活满意度的主观评价,那么他就能作出正确的终止治疗的决定。在临床上有很多因素会影响到对患者康复治疗终止的决定,治疗小组对于某些不合作、主动性差的患者,可能会在较早时候讨论其出院问题;有时医疗人员需要把有限的资源用于新的更需要康复的患者,而中断对需要长期康复患者的治疗。近年来患者越来越早地被转到康复治疗机构,有时甚至病情较重还不能完全参与康复训练,治疗人员不得不终止治疗,直到他们进一步恢复;而有时并发症的发生使患者又被转入急症科室,而中断康复治疗。

康复治疗小组在康复治疗过程中,有责任记录患者康复进展的任何资料,这些记录是康复治疗终止的客观根据。康复治疗师应对患者进行评估。在讨论治疗终止时,应该尽可能考虑和尊重患者和家属的意见,患者和家属有权知道检测患者功能进展的参数以及决定是否继续治疗的标准。康复治

疗小组应告知患者和家属康复治疗小组停止治疗的讨论意见。

康复治疗终止从康复医学的角度看是一个相对的问题。大多数患者的功能障碍的康复治疗均是一个长期而漫长的过程,从伦理和道德上讲康复是没有终点的。我们所述的康复治疗终止应该指的是在不同康复医疗机构中康复某一阶段的终止,应该是综合性医院、康复中心、社区、家庭之间的转接点。制定康复治疗终止的制度和指导方针是可行的,原国家卫生计生委 2012 年下发的康复转诊的指导性文件,明确规定了疾病康复治疗不同阶段在不同级别康复机构的任务、目的和在相同级别医院康复治疗终止的时间规定。那么,建立规模性的康复医疗中心和社区康复医疗服务站就是必需的。

(杨少华)

第三节　政策、法规问题

我国现代康复医学专业虽然起步较晚,但政府和社会相关机构高度重视,完成了康复立法,制定了一系列有关政策、法令,建立了各级康复医疗机构,不仅开展了全面康复医疗,社区康复也普遍开展,并在建立分级康复医疗服务体系。康复医学已取得飞跃发展和显著成效,逐步建立起具有中国特色的康复医疗体系、残疾预防和残疾人康复服务和预防保障体系。

一、康复资源分配

(一) 社会对康复需求日益增加

需要康复患者数量逐年增长。随着人口平均寿命延长,老年人比重明显增加,多数老年人患有各种老年病或慢性病,需要进行康复治疗;随着疾病谱的变化,危害人类生命的心脑血管病、癌症等慢性病日益增多,许多慢性病患者伴有各种不同程度的功能减退或丧失,同样需要康复服务;随着医学科技的进步,许多急性病和创伤患者能渡过生命危险期而生存下来,一些原来认为不可能治疗的疾病存活率提高,许多早产或先天性畸形等婴儿存活下来,但这些存活者往往伴有严重的后遗症和功能障碍,需要进一步康复医疗;此外,工业、交通、文体活动等日益发达,各种意外创伤后遗留的功能障碍也主要依靠康复治疗。这些都是必须重视发展康复医学的主要原因。

同时,人们对疾病恢复、功能康复的渴求越来越高。随着我国经济的快步发展,物质和精神生活显著提高,人们对生存质量的要求也相应提高,不仅要求治好疾病,疾病治愈后局部和整体功能也应达到尽可能高的水平。不仅要生存,而且要生活得好,在社会上发挥应有的作用。功能改善、生存质量的提高需要康复医疗,康复医学事业也正是顺应医学和社会发展的需求而产生和发展的。康复和预防、保健、临床医学构成了现代医学完整的医学体系。

(二) 康复服务体系公平原则

平等公正原则是一个医疗体系在道德上被大众认可接受的一个基本原则。没有人能幸免于灾难或疾病,社会从平等公正原则出发,应该为大多数人提供最好的服务。当按比例分配的时候,健康服务的资源是有限的,可能不能满足所有的需求,应该避免在个体之间区别对待。对于同样健康状况的人,应该使用相同的普遍原则,提供人们能够享受到的、基本的、主要的健康服务,不应鼓励针对个别人群的特殊服务,额外服务取决于其有效性的应用充分与否。有关研究认为,医疗服务资源的不均等分配在两方面损害患者的利益,一方面是一部分人群不能得到足够医疗服务,另一方面则是另一些人群获得过度服务而造成资源的浪费。能切实改善健康、提高实用性功能以及预防疾病及其恶化的康复医疗服务是最有价值的。

(三) 康复资源的合理化分配

卫生资源分配是指卫生资源在卫生部门和地区间的分布及流动,包括卫生人力、物力、财力资源和卫生服务设备等硬件资源,以及信息、技术、管理等软件资源。卫生资源要发挥效益,必须实现合理配置。卫生资源的合理配置是指卫生资源高效益的配置,能够公平地为人群提供卫生服务,单位投入获得最大程度的卫生服务产出,卫生服务供求平衡,实现社会效益和经济效益的最大化。

关于医疗卫生资源的分配,《关于深化医药卫生体制改革的意见》中明确指出:"逐步提高政府卫生投入占卫生费用的比重","政府卫生投入重点用于支持公共卫生、农村卫生、城市社区卫生和基本医疗保障","省级人民政府制定卫生资源分配标准,组织编制区域卫生规划和医疗机构设置规划,科学制定基层医疗卫生机构和各级医院建设与设备配制标准。"2018年7月发布的《医疗卫生领域中央与地方财政事权和支出责任划分改革方案》中明确规定了中央政府和地方政府在公共卫生、医疗保障、计划生育、能力建设四个方面承担的支出责任及分担比例,方案自2019年1月1日起实施,这将是实现人人享有均等化的基本医疗卫生服务和逐步缩小城乡、地区、人群间基本健康服务及健康水平的差异的有力保障。

康复资源问题凸显在经济发达地区与不发达地区、城市与乡村之间存在着巨大的差别。其原因是多方面的,包括地方经济社会状况、社会对康复医疗的认同程度、医保和保险政策对康复医疗服务的影响、综合性医疗机构和专业康复医疗机构政府的投入以及综合性医疗机构在自身医疗配置中对康复医疗的重视程度等,此外资金的分配取向也是影响因素之一。

我国党和政府历来高度重视医疗卫生服务资源及康复医疗资源的合理分配,为实现人人享有基本医疗卫生服务和人人享有康复服务的目标,近年来国家政府相关部门印发了一系列医疗卫生服务、康复服务的纲要、规划和指导意见,以及配套的实施准则和行动方案。

2012年卫生部印发《"十二五"时期康复医疗工作指导意见》指出,在"十二五"期间要初步建立分层级、分阶段的康复医疗体系,逐步实现患者在综合医院与康复医院、基层医疗卫生机构间的分级医疗、双向转诊。明确不同层级康复医疗卫生机构定位,实现分层级医疗、分阶段康复;在医疗资源相对丰富的地区,鼓励有条件的二级综合医院有计划、有步骤地整体转型为康复医疗服务为主的综合医院或康复医院。

2013年国务院印发《促进健康服务业发展的若干意见》提出,优化医疗服务资源配置,各地要鼓励以城市二级医院转型、新建等多种形式,合理布局、积极发展康复医院、老年病医院等医疗机构。

2016年10月中共中央、国务院印发的《"健康中国2030"规划纲要》主要遵循的原则中有一条就是公平公正,即"以农村和基层为重点,推动健康领域基本公共服务均等化,维护基本医疗卫生服务的公益性,逐步缩小城乡、地区、人群间基本健康服务和健康水平差异,实现全民健康覆盖,促进社会公平"。还提出,"全面建立成熟完善的分级诊疗制度,形成基层首诊,双向转诊、上下联动、急慢分治的合理就医秩序,健全治疗-康复-长期护理服务链"。

2017年4月国务院办公厅印发《关于推进医疗联合体建设和发展的指导意见》指出,医疗联合体建设有利于调整优化医疗资源结构布局,促进医疗卫生工作重心下移和资源下沉,提升基层服务能力,更好地实施分级诊疗和满足群众健康需求。推动形成"小病在基层、大病到医院、康复回基层"的分级诊疗就医格局。

这一系列相关政策对优化康复资源配置,逐步缩小城乡、地区、人群间康复医疗服务的差异,到2020年实现"公平可及、满足不同层次、不同人群对康复医疗服务需求"的目标,提供了可靠保障。

二、医疗保险与康复医疗服务

(一) 康复医疗费用支出及医保政策

医疗康复项目纳入基本医疗保险支付的范围逐步增加。为了探寻最适合国情的医保政策,国家每年在医疗领域投入了大量的经费支出,对康复的医疗保险覆盖也越来越大,包括疾病种类、经费需要、参保人群、康复治疗项目等,都有了很大改善。

2010年卫生部、人社部、民政部、财政部、中国残联五部门下发了《关于将部分医疗康复项目纳入基本医疗保障范围的通知》,将运动治疗等9项医疗康复项目纳入城镇医疗保险和新型农村合作医疗支付范围。2016年人社部等五部门又印发了《关于新增部分医疗康复项目纳入基本医疗保障支付范围的通知》,规定新增康复综合评定等20项医疗康复项目纳入基本医疗保险支付范围。这些文件的下发和实施标志着我国对病、伤、残者的康复医疗服务有了进一步提高和保障。

农村人口和儿童及低收入或无收入等特困人群的康复医疗保障日益受到国家高度重视。2015年国务院《关于加快推进残疾人小康进程的意见》提出,"建立残疾儿童康复救助制度"。2016年国务院《关于加强困境儿童保障工作的意见》提出,"对0~6岁残疾儿童加快建立康复救助制度,逐步实现免费得到手术、康复辅助器具配置和康复训练等服务"。《"十三五"卫生与健康规划》《"健康中国"2030规划纲要》等都对儿童及特困群体康复医疗服务提出具体政策规定和要求。

多层次的医疗保障体系逐步健全完善。国家医保制度虽然对康复费用的支出做了相应的调整，但远远不能满足患者的需求；商业保险对残疾人因患病所致的功能障碍的康复治疗也是免赔付的。但国家一直非常关注医疗保险制度改革和探索。《"十三五"卫生与健康规划》《"十三五"深化医药卫生体制改革规划》等均提出，要"加大政府卫生投入、保障人民群众的基本医疗卫生服务要求"；"健全基本医保稳定可持续筹资和报销比例调整机制"，"完善不同级别医疗机构对医保差异化支付和价格政策"；"加快发展商业健康保险"。

2016年《"健康中国2030"规划纲要》提出，要健全以基本医疗保障为主体、其他多种形式补充保险和商业健康保险为补充的多层次医疗保障体系；到2030年，全民医保体系成熟定型，全民医保管理服务体系完善高效，现代商业健康保险服务进一步发展，商业健康保险赔付支出占卫生总费用比重显著提高。相信随着我国经济社会的不断发展，医保体系的健全和完善，商业健康保险的积极发展，康复医疗服务一定能逐步满足人们对康复医疗日益增长的需求，参保患者医疗费用中个人占比逐步降低，康复患者的负担进一步减轻。

（二）医疗保险对康复专业人员的影响

就治疗结果而言，需要在患者、家属、医疗人员和费用支付者的期望之间达成一致，治疗项目的经费支出进行协商。医保的限制使医疗人员可能因为费用问题而缩减治疗项目，影响治疗效果，导致患者和专业人员对治疗的选择、康复治疗的终止、疗效的评估以及医患关系等问题的出现。因此，从目前的医保政策上对综合性医院的康复医学科提出了较高的要求。积极提高康复医疗质量、开展早期康复是提高康复医疗质量的关键，研究显示，脑卒中的康复在发病后3个月内进展最快，所以对脑卒中的早期康复是取得最佳康复效果和医疗保险支持的重要措施。

（三）严重残疾患者面临的康复医疗保险问题

对于医疗保险和严重残疾患者的康复如何达成一致，所涉及的伦理问题包括如何应用相关的科研成果指导治疗（如康复辅具的配备）、医疗人员所承担的角色和责任、如何对待患者及家属对预后的过高期望，以及康复团体的道德标准等。许多患者功能障碍的康复不是短时间内可取得理想效果的，尤其是严重残疾患者的康复医疗往往需要相当长时期连续性的、系统的康复治疗。在发达国家和许多发展中国家已建立三级康复网络：在一个区域内有处理急性期康复的综合医院康复科室，有处理恢复期阶段的康复医院（中心）或门诊，还有进行巩固和维持性的各种社区康复医疗机构，各级机构之间建立相互转介的制度，使康复患者在各个阶段都能得到所需的康复治疗。

我国《"十二五"时期康复医疗工作指导意见》就指出，在"十二五"期间要初步建立分层级、分阶段的康复医疗体系，明确不同层级康复医疗机构定位。三级综合医院康复医学科以疾病急性期患者为主，立足开展早期康复治疗，及时下转患者；康复医院以疾病稳定期患者为主，提供专科化、专业化康复服务；基层医疗机构以疾病恢复期患者为主，为患者提供专业康复医学指导。完善分级诊疗制度和医保体系及商业保险，不仅是合理配置康复资源、促进康复服务均等化，使严重残疾人得到基本康复服务，同时也为服务对象减轻费用支出和提供生活便利。

（李贻能）

第四节　康复专业的职责

康复医学的工作方式是康复小组，康复小组的工作通过小组讨论和病例讨论的方式运作。康复小组的工作特点是：以患者为中心，医师为主导，各专业通力协作，为患者提供全面的康复服务。

一、科学研究

（一）康复治疗方法有效性研究的重要性

医学的本质决定了医学科研的目的是探求和揭示生命和疾病发生发展的过程及其规律，推动医学科学的进步,保障人类的健康,促进人的全面发展。康复治疗既要改善患者的生活质量,又要提高其功能性技巧,从而减轻残疾对患者及其家属造成的各种负担。以前康复治疗中的一些方法起来在临床上似乎是有效的,但并没经过科学研究的证实。康复治疗方法的有效性研究非常缺乏,直到近年来对康复治疗效果的研究方法才逐渐得到发展。专业人员必须强调和认识到深入研究现有治疗方法有效性的必要性。好的研究手段尽可能使用双盲对照(double-blind controlled)的金标准(gold standard)方法,这是确保用真正的理论知识指导临床实践的必要条件。

（二）影响临床康复实践研究的经济因素

验证康复治疗有效性的强有力依据是进行对照性临床试验(controlled clinical trial)和疗效相关性研究(outcome-related research),而事实性证据(factual evidence)有助于获得更多的国家和社会对康复领域的重视及对康复的资助。影响着社会对康复研究的支持还有三个因素:对残疾人的自我满足程度和对社会经济生产力的影响理解不够;科研经费提供者怀疑康复研究是为了减少付出而不是治疗残疾的真正原因;有人认为科研将生产出过于复杂和昂贵的科技产品。对此,我们可以通过让人们认识到过去的研究成果以及现在治疗残疾患者的经济效益来增加国家和社会对康复科研经费的投入。

（三）康复科学研究所面临的道德伦理问题

科学研究只有获得患者的知情同意才是符合道德原则的。当临床康复实践研究涉及的患者有严重的认知、躯体、感觉和发育残疾时,是否能获得真正的知情同意则是康复科研面临的道德伦理问题,因为患者残疾的严重程度将对他们作出决定产生很大的影响。而在选择受试者时既不能系统选择也不能根据残疾程度进行排除。

二、康复专业人员职责

康复专业人员有责任坚守行业准则和维护职业操守。在不同临床领域,每个专业特有的道德准则决定了该专业人员的行为标准。值得思考的是医疗行为、医疗服务和经济效益之间的关系;以商业利益为目的的研究对学术研究(academic research)会产生偏颇性。应强调遵守职业道德、行为准则,维护患者权益和学术精神与商业利益区分。

不同专业局限性会导致观念差异,专业人员要不断提高自身专业素养和自我保护意识,有能力沟通、解决来自其他专业或外界的不同意见。治疗师要有极强的集体观念、团队意识,既要勇于坚持真理又要体现集体主义精神。康复治疗学与临床医学工作方式区别在于团队模式工作,评定会议、团队会议等都体现出整体工作在康复治疗的重要性,现代医学模式中脑卒中单元、临床路径(clinical pathways,CP)等临床优越性已得到验证。

公平的原则(principles of justice)要求医疗人员服务于所有患者。面对严重感染的患者,康复专业人员受感染风险较大,同样有责任来承担相应义务;对濒临死亡的患者,康复治疗倾向于如何提高生命质量、解除疼痛或临终关怀;但对即使身患绝症仍可多年存活的患者,康复治疗及护理则有着重要临床意义。

三、注重康复预防工作

疾病的预防不仅仅是指阻止疾病的发生,还包括疾病发生后阻止或延缓其发展,最大限度地减少疾病造成的危害。在康复医学方面,很多患者的残疾是可预防的,不同原因的残疾有不同的预防措施。改变行为模式可避免由于外伤事故或不节制的生活方式导致的残疾。例如,滥用酒精导致的各种事故,超速驾驶引起的交通事故,不系座位安全带引起的损伤,不戴头盔致使摩托车手和自行车手出现脑损伤等。康复专业人员应该在尊重个人权利和责任的基础上提出一些预防措施,如对醉酒驾驶给予惩罚、适当限速等。医务工作人员有义务在制定公共政策时提供建议,同时应参与监督残疾相关法律的执行。

四、康复专业人员培训及资质认证

资质认证(certification process)是我国康复治疗师工作急需解决的问题,目前还没有统一标准的、公认的、符合国情的认证。康复专家们一直努力争取并呼吁关于资质认证和规范化培训工作,相信在不久的将来这一问题会得到解决。康复专业人士逐步重视伦理学在行业中的重要性和资格认证。

康复医学继续教育得以加强,国内不同机构多年举办国家级康复专业培训班,治疗师高等教育得到快速发展;富有经验的相关专业临床医师转入康复医学行业受到国家支持,转岗培训是其主要方式;国外的同行组织、专家也积极资助或参加国内康复专业人员的培训工作;在经过资质评估的医院设立临床、工伤、社区康复和残疾人协会康复人才培训基地也将成为一条重要渠道。近年来在全国范围内开展了多种形式专业人员培训,包括康复管理人员培训、开展康复医学专业专科医师规范化培训工作以及康复治疗人员的培训。

第五节　宣传和教育

康复宣传和教育是康复工作重要组成部分。康复教育就是通过教育的手段,帮助患者尽可能地恢复理想的躯体、心理和社会状态,达到最终的康复目标。康复教育包括预防疾病发生的教育、发病危险信号的教育、运动锻炼的指导、疾病高危因子控制的教育、发病时应急处理的教育、疾病康复治疗原则和常用康复技术教育。康复教育的内容是以教育为基础,教导患者如何运用适当的医疗服务设施和康复干预,减轻疾病对他们造成的影响,帮助患者改善功能,提高生活质量。康复专业人员有义务让公众了解残疾的发生、发展和转归以及如何预防残疾,如何引导患者本人、家庭和社会对待残疾的态度,如何面对残疾所造成的社会适应和社会参与能力的减退以及社会角色的转换。社会各阶层和政府各部门在宣教过程中都起着不同的作用,只有大家协力合作,都来关心和具体实施这一工作,才能提高全社会对残疾人的关注和推进康复事业的发展。

一、康复专业人员和政府各部门在宣教工作中的作用

(一)康复专业人员在宣教工作中的作用

康复专业人员应以教育住院患者主动参与康复训练为原则,一方面鼓励患者日常生活活动自理,一方面告知家属不要过度照顾。不同残疾人群及家属应采取不同方式开展形式多样的宣教,促使患者自觉建立健康行为模式,以达到事半功倍的效果。对即将出院的患者提供有关疾病的康复知识,达到提高患者自我保健、自我康复意识、预防并发症的目的,并指导患者有规律的生活,保持情绪稳定,避免不良情绪刺激,以良好的心态去面对未来的生活。

(二)政府各部门和社会各阶层在宣教工作中的作用

社会各阶层和政府各部门在宣教过程中都起着不同的作用,大家通力协作,共同关心和具体实施这一工作,才能提高全社会对残疾人的关注和推进康复事业的发展。卫生部门要逐步规范康复专业人员的准入制度,制定完善康复医疗工作规范;发挥社区卫生服务功能和初级卫生保健网的作用,将残疾人康复工作纳入卫生部门目标考核内容。财政部门要根据政府职责和残疾人康复工作需要,提供必要的经费保障。民政部门要将残疾人康复工作纳入社区建设之中,利用社会福利资源为残疾人提供就近便捷的康复服务;指导精神残疾者社区康复机构的建设和管理工作;加大重残无业人员的康复力度。教育部门要根据残疾人康复事业的发展和市场的需要,培养高层次的康复专业人才;利用现有的普特融合的办学体系,对在特殊教育学校、特教班和普通学校随班就读的残疾学生进行教育康复;积极创造条件,对九年义务教育阶段有教育康复需求的重度残障儿童进行送教上门,并将送教上门的学生纳入当地教育机构的常规管理,保障残障儿童少年接受教育的权利;加强特教师资队伍建设,打造一支专业化的教师队伍。残联组织要协助政府部门制订和实施康复工作规划,与有关部门共同制订康复工作标准,建立市、区县两级康复服务机构,开展康复需求调查,参与康复工作检查与评估,引进社会资源,指导康复服务机构发展,提高残疾人康复意识。有关部门负责研究制定引导社会资源进入残疾人康复工作领域的政策,鼓励民间力量兴办各类残疾人康复机构;残联组织负责协助有关部门制订残疾人康复工作的相关政策,推进残疾人康复事业的发展。

二、做好残疾预防及提高人口素质

世界卫生组织指出,残疾预防应在国家、地方、社区、家庭不同层次进行,应在胎儿、儿童、青年、成

年、老年不同时期实施,需要卫生、民政、教育、司法、残联多部门共同努力。各有关部门要相互协调,密切配合,建立信息准确、方法科学、管理完善、监控有效的预防工作机制。WHO对残疾问题的主要策略方针是重点做好学龄前残疾儿童的康复训练与服务,提高残疾儿童的康复率,建立18岁以下残障儿童青少年康复工作信息库,为制定干预措施和决策提供依据,逐步形成适应各类残障儿童少年康复需求的服务体系。建立新生儿筛查机制,健全出生缺陷监测体系,落实残疾儿童首诊报告制度,完善残疾儿童早期诊断、早期干预体系。普及残疾预防知识和预防措施,使广大市民增强残疾预防意识,减少残疾发生,提高人口素质。

三、利用公共媒体普及全社会对康复的认识

应充分利用广播、电视、网络、报刊、宣传栏等进行康复的宣教工作,这些舆论工具的特点是权威性强、信息量大、覆盖面广、传播速度快。通过公共媒体,结合"国际残疾人日"、"全国助残日"、"爱耳日"、"爱眼日"、"世界精神卫生日"等活动,普及康复知识,宣传残疾预防常识,提高全社会对残疾人康复的认知度和知晓率。

残联、卫生、民政、教育等部门要利用现代网络信息技术,设立康复服务网页,介绍残疾预防、康复等知识和信息,提供网上康复指导、康复用品用具介绍等服务,还可以通过发放普及读物、宣传画册、教育光盘、知识读本等,传授各种残疾防治与康复知识和方法。康复机构可开展宣传和咨询服务,对残疾人及其家属、社会工作者进行培训,传授康复方法,提高残疾人自我康复意识,提高防治和康复效果。卫生部门可以积极开展残疾预防工作,建立健全出生缺陷干预体系,避免常见、重大出生缺陷和先天残疾的发生;预防缺碘、氟中毒等环境因素致残;降低药物致残发生率。劳动及安全部门可以加强安全生产、劳动保护和交通安全工作,减少事故致残的发生。通过各种措施提高和强化全社会公民预防残疾的意识,普及预防残疾的常识,传授康复知识,提供康复宣传和康复咨询的信息,减少残疾的发生,最终实现社会受益。

(杨少华)

本章小结

康复医学专业所涉及的伦理问题近年来逐渐被关注。康复治疗是一个相对长期的医疗过程,缺少生死抉择的剧烈性,患者会在较长时间内接受一系列专业人员的治疗,而康复的治疗工作方式则以团队的形式出现。这个团队是由多学科的专业人员组成,他们共同工作来帮助患者解决功能障碍问题、社会心理和职业的需求。但其中无人能够明确对伦理问题负有专职。因此,在康复实践中要考虑:从伦理学的角度如何处理好在康复治疗中会影响到治疗效果的各种因素,如专业人员与患者之间、家庭成员的角色和愿望、治疗团队的协调与配合、医疗护理的目标等。同时在康复治疗过程中还应注意康复治疗终止的控制,以便从伦理学方面更好地完成康复治疗目标。

思考题

1. 为什么说家庭成员积极地参与到整个康复治疗过程中对于患者的功能障碍的恢复具有极其重要的意义?

2. 为什么良好的医患关系对康复治疗的目标达到起着重要的作用?

扫一扫,测一测

思路解析

学习目标

1. 掌握：康复医学科的设备分类；常用设备。
2. 熟悉：康复医学科的功能与作用；康复医学科的人员组成。
3. 了解：康复医学科的组成部分；诊疗场地与设施。
4. 具有按规范化、标准化的原则对康复医学科进行合理设置及人员配备的能力。
5. 能与患者及家属进行沟通，与相关医务人员进行康复医学科的设置和常用设备的专业交流。

　　我国康复医学从 20 世纪 80 年代初开始起步，经过了三十多年的发展，在综合医院里康复医学科从无到有，数目从少到多，规模从小到大，结构从局部到综合，覆盖从科到院，质量从低到高，已逐步走向正规化的管理。特别是 2011 年 4 月卫生部颁布了《综合医院康复医学科建设与管理指南》和《综合医院康复医学科基本标准》，进一步指导和规范了我国综合医院康复医学科的建设和管理，促进了康复医学学科的发展。

　　随着社会经济、文化的发展和人民生活水平的不断提高，人们对身体健康与生活质量的要求越来越高，对各种慢性病、老年病、伤病康复与残疾者的各种功能障碍恢复的要求越来越迫切，社会对康复医疗服务的需求也越来越大，对康复医疗服务质量的要求也越来越高。因此，康复医学科的规模与内部设置、各种仪器设备和专业人员的数量与质量都必须满足我国现代社会发展的需求。

第一节　康复医学科的设置

一、康复医学科的功能与作用

　　根据《综合医院康复医学科建设与管理指南》和《综合医院康复医学科基本标准》，康复医学科是卫生部规定的 12 个临床一级学科之一，是综合医院必备的临床科室。它的功能与作用主要体现在：

　　1. 提供全面系统的康复服务　综合医院康复医学科是在康复医学理论指导下，应用功能评定和物理治疗、作业治疗、言语治疗、心理康复、传统康复治疗、康复工程等康复医学诊断和治疗技术，为患者提供全面、系统的康复医学专业诊疗服务的临床科室。

　　2. 提供早期专业的康复服务　综合医院应当根据医院级别和功能提供康复医疗服务，以疾病、损伤的急性期与恢复期早期的临床康复为重点，与其他临床科室建立密切协作的团队工作模式，选派康复医师和治疗师深入其他临床科室，提供早期、专业的康复医疗服务，提高患者整体治疗效果，为患者转入专业康复机构或回归社区、家庭做好准备。

3. 提供康复技术指导　综合医院应当与专业康复机构或者社区卫生服务中心建立双向转诊关系,实现分层级医疗,分阶段康复,使患者在疾病的各个阶段均能得到适宜的康复医疗服务,提高医疗资源利用效率。并作为区域性康复医学资源中心,为所在社区卫生服务网络提供康复医学技术咨询、培训,为所在区域功能残障患者提供康复治疗技术指导。

4. 提供康复人才培养服务　1988 年首个《中国残疾人事业五年工作纲要》将康复医疗机构建设工作正式纳入国家发展规划,并提出"有计划地改造和建立一些骨干康复机构,进行科研、临床实践、技术指导和人员培训,逐步在现有医院开设康复部(科、室)"。因此,康复医学科是科技创新和专业技术人员培训的重要场所。此外,康复医学科还承担着培养康复医学生临床实践的教学任务,是培养康复医学人才的重要基地。

二、康复医学科设置的基本原则

根据 1994 年卫生部《医疗机构诊疗科目名录》,康复医学科设置为一级诊疗科目,不设二级专业分科。

根据 2011 年卫生部颁布的《综合医院康复医学科建设与管理指南》的要求,二级以上综合医院应当按照《综合医院康复医学科基本标准》独立设置科室开展康复医疗服务,科室名称统一为康复医学科。

一级综合医院应设置康复医学治疗部门,在当地政府及其卫生行政部门的领导和上一级综合医院康复医学科的指导下,协同当地有关部门,动员、组织群众,大力开展残疾的一级预防工作,对于已经存在功能障碍的患者做好三级预防;同时在上级综合医院的指导下,配备不少于 2 名有执业资格的康复专业人员,积极开展社区康复治疗工作,组织、指导所在社区的基层卫生人员,在基层有关医疗机构和功能障碍患者住所开展康复医学治疗、咨询服务。

根据 2016 年《残疾人康复服务"十三五"实施方案》,构建与经济社会发展相协调、与残疾人康复需求相适应的多元化康复服务体系、多层次康复保障制度,普遍满足城乡残疾人的基本康复服务需求。到 2020 年,有需求的残疾儿童和持证残疾人接受基本康复服务的比例将达 80% 以上。

三、康复医学科的组成部分

综合医院康复医学科一般应设立门诊、康复评定与治疗室、病房三部分。

1. 康复门诊　设置专门的诊室接诊门诊患者,对门诊患者进行诊断、评估,制订相应康复治疗计划,并提供咨询服务等工作。

2. 康复治疗室　最基本的设置应具备临床康复评定功能的物理治疗室(包括运动治疗和理疗室)、作业治疗室、言语治疗室、传统康复治疗室、康复工程室等,规模较大的康复医学科有条件应设置专门的功能评定室、认知治疗室、心理治疗室、文娱治疗室、支具与矫形器室等,更好地为患者提供更全面的康复治疗。

3. 康复病房　二级以上综合医院康复医学科必须设置独立康复病房。开设病房能更好地满足医疗、教学、科研的需要,三级综合医院康复医学科床位数不少于医院总床位的 2%~5%;二级综合医院康复医学科康复床位数不少于医院总床位的 2.5%;一级综合医院可不设置独立康复病房,但应设置专科门诊,并根据具体情况设置理疗室、运动治疗室或与推拿、针灸等传统康复治疗手段结合起来,以满足院内住院患者和门诊患者的需求。

四、康复医学科的人员组成

(一) 构成

康复医学是一门多学科和跨学科的专业,需要协同多种专业人员组成康复专业协作团队对患者进行康复诊疗服务。康复医学科的人员配备主要是:康复医师、康复护士、物理治疗师、作业治疗师、言语治疗师,以及从事传统康复治疗的中医师、针灸师、按摩师等,在规模较大的功能齐全的康复医学科或康复中心应配备有心理治疗师、支具与矫形器、文娱治疗师、社会工作者等。

(二) 比例

对于设置有康复病房的二、三级综合医院,人员比例根据病床数及科室业务量配备。每床至少配备 0.25 名医师,其中至少有 1~2 名具有副高以上专业技术职务任职资格的医师;1 名具备中医类别执业资格的执业医师,每床至少配备 0.5 名康复治疗师、0.3 名护士。对于规模较小而没有设置康复病房的康复医学科,至少应有 1~2 名康复医师和 2~4 名治疗师,才能更好地配合开展康复医学诊疗工作。

（三）资质

1. 康复医师　具有医师资格证书后,经注册具有康复医学专业的执业范围的医师执业证书。

2. 康复治疗师(士)　应具有大专、中专康复治疗专业毕业证书的毕业生,或通过全国卫生专业技术资格的康复治疗师(士)考试并取得康复治疗师(士)资格证书者。

3. 康复护士　基本同临床各科护士要求,有条件的应接受康复医学的专业培训或继续教育学习。

4. 其他　支具与矫形器师、心理治疗师、职业康复咨询师、社会工作者、音乐治疗师、康复营养师等也须有相关专业的毕业证书和专业技术资格认证。

五、诊疗场地与设施

1. 根据《综合医院康复医学科基本标准》的最新要求,诊疗场地的面积根据医院的规模和开展的业务的多少确定。三级综合医院康复医学科门诊和治疗室总使用面积不少于 1000 平方米;二级综合医院康复医学科门诊和治疗室总使用面积不少于 500 平方米;社区康复的总使用面积可根据本社区发展规划和康复对象的人数而定。

2. 康复病房的基本设施与要求与其他学科的病房设置基本相同,病房每床使用面积不少于 $6m^2$,床间距不少于 1.2m,以方便轮椅和推车在床之间转动。卫生间、浴室、通道等应有专门的设施,以适合康复患者的治疗和使用。

3. 康复医学科应设在医院中方便功能障碍患者抵离的处所,根据实际情况和条件,治疗室既可采取门诊、住院共用的设计方式,也可以在门诊部、住院部分别设置。

4. 按照《综合医院康复医学科建设与管理指南》的要求,康复医学科门诊、病区及相关公用场所应当执行国家无障碍设计规定的相关标准,通行区域和患者经常使用的诊疗室、楼梯、台阶、坡道、走廊、门、电梯、厕所、浴室等的主要公用设施应采用无障碍设计和防滑地面,室外的走廊或过道应允许轮椅和推车通行无阻,通道走廊的墙壁应有扶手装置。

5. 康复医学科特别是治疗室的地板、墙壁、天花板及有关管线应易于康复设备及器械的牢固安装、正常的使用和经常检修,有些器械的使用如高频电疗室还应注意绝缘和屏蔽,同时言语治疗室还应采用隔音设施。

6. 治疗室应有良好的通风和室温的调节设备,对于不同功能与作用的治疗室进行一些装饰,色彩的设计与布置应有利于患者的治疗与训练。

第二节　康复医学科的常用设备

康复医疗设备是康复医学科用来为患者进行康复评定和康复治疗的重要医疗工具,是康复医学科赖以生存和发展的必备条件之一。随着电子技术、计算机技术、图像分析技术等在医学领域的日益广泛的应用,康复设备也从最初机械化、单一化逐渐转向自动化、数字化、微机化、智能化及多元化。

一、设备分类

1. 功能评定设备　包括心肺功能、运动功能、感觉功能、日常生活活动能力,认知功能、言语功能、吞咽功能等评定设备。

2. 治疗训练设备　包括运动治疗、物理因子治疗、作业治疗、日常生活活动训练、言语治疗、吞咽治疗、认知治疗、文娱治疗及传统康复治疗等设备。

3. 康复工程设备　包括各种支具、假肢、矫形器与辅助器具、压力衣制作等设备。

组图:康复医学科常用设备

二、各室的常用设备

(一) 功能评定室

在临床康复中有许多用于评定功能障碍的设备,但不同设备评定的目的各有侧重。因此,详细了解每种评定设备的作用原理、适用范围、禁忌证及操作注意事项等是从事康复评定工作的前提。

1. 关节活动范围测量设备　常用的有通用量角器、方盘量角器、手指量角器、脊柱测量器、多功能关节活动度测量表、电子量角器等。

2. 肌力测量设备　肌肉功能检查和评价是康复医学中最基本、最重要的内容之一,肌力评定设备通过对肌肉功能的检查,有助于了解患者肌肉、神经的损害程度和范围,可作为康复治疗前的检查,评定康复治疗效果和判断预后的辅助指标。常用设备包括手握力计、指捏力计、背拉力计、电子测力仪、便携式数字化肌力和脊柱关节活动度测量仪、等速肌力测定训练装置。

3. 生物力学检查仪器　常用仪器包括步态分析仪、平衡检测仪、动作分析仪、测力平台、足底扫描仪、人体扫描仪、人体姿态稳定性分析诊断系统等。

4. 神经电生理学检查设备　神经电生理学检查是神经系统检查的延伸,神经电生理检查设备能辅助诊断及评估神经和肌肉病变。常用设备包括肌电图仪(针极、表面电极)、诱发电位检查仪、电诊断仪、感觉神经定量检测仪等。

5. 心肺功能及代谢当量测试设备　心肺功能是人体新陈代谢的基础,是维持人体生命不可缺少的重要功能,心肺功能及代谢当量测试设备对心血管疾病和呼吸系统疾病的诊断、了解心肺功能储备和适应能力、制定康复处方及判断预后具有重要的意义。常用设备包括功率自行车、活动平板、多导联心电图仪、心电血压监测仪、肺功能测定仪器、血氧分析仪等。目前国际上已将上述评定设备进行整合,从而开发出运动心肺功能及营养代谢测试系统,使心肺功能及代谢当量评定更为客观、全面。

6. 言语评定设备　言语评定设备能辅助康复医师和言语治疗师判断患者是否有言语障碍及障碍的性质、程度和类型等问题,然后根据评定结果选择不同的方法进行言语功能障碍的治疗。常用设备及用品包括言语障碍筛查量表、言语相关图(卡)片、复读机、电测听仪、手电筒、秒表、鼻镜、舌板、计算机语言评定训练系统。

7. 认知评定设备　大脑损伤后,尤其是右侧大脑半球的损伤,易导致患者认知功能障碍,认知功能评定设备能辅助评定患者对事物是否具有正确的理解、认识和反应。常用设备及用品包括知能力筛查量表、心理测试用品、注意单项智商测定用品、观察力单项智商测定用品、记忆单项智商测定用品、思维单项智商测定用品、失认症检查用品、失用症检查用品、成人心理功能评定系统(软、硬件)、青少年心理功能评定系统(软、硬件)、认知功能评估训练系统等。

8. 其他设备　包括血压计、计步器、人体磅秤、身高尺、卷尺、皮脂厚度测量、疼痛测定问卷、社会生活活动能力测定量表、FIM测定用表、膀胱压力容量评定系统、膀胱扫描仪、肌骨超声仪等。

康复评定对康复计划的制订、康复效果的评定起着不可或缺的作用。因此,必须配备一定的评定设备,才能对患者的功能障碍的部位、性质、类型、程度等进行科学的评定,并指导康复治疗。

(二) 运动疗法室

1. 基本设备　包括训练用扶梯、训练用垫、平行杠、肋木、姿势矫正镜、训练用棍、训练用球、支撑器、按摩床、PT训练床、PT治疗凳、各种多功能治疗床、功能牵引网架及附件等。

2. 增强肌力训练设备　肌力下降是临床常见症状之一,会引起人体各项日常生活活动障碍,而肌力训练设备能辅助增强患者肌力和肌肉耐力,为以后的平衡、协调、步态等功能训练做准备。常用设备有不同重量沙袋、哑铃、不同弹力的弹力带及弹力绳、墙拉力器、划船器、功率自行车、踏步器、股四头肌训练器、等速肌力训练仪、多功能肌力训练器、四肢联动训练器、上下肢智能训练器、悬吊训练治疗系统、核心肌群训练器、持续密集运动疗法康复训练系统等。

3. 增加关节活动范围设备　正常各关节的屈伸和旋转均有一定的角度范围,当关节受到不同程度损伤后,其关节活动度会发生改变,不同的治疗设备可辅助物理治疗师改善患者关节活动范围。常用设备有多功能牵引网架、滑轮吊环、各关节被动训练器、肩梯、体操棒、火棒、肋木、肩关节回旋器、前臂内外旋转器、腕关节旋转运动器、腕关节屈伸运动器、髋关节旋转运动器、踝关节屈伸运动器、踝关节矫正站立板、上肢、下肢持续被动活动器（CPM）等。

4. 平衡、站立、移行训练设备　许多疾病会导致平衡、站立和移行功能障碍，以中枢系统疾病最为常见。平衡、站立、移行训练设备能最直接有效地进行平衡、站立、移行的功能训练。常用设备有平衡训练器、平衡垫、平衡板、平衡训练球、平衡功能训练系统、电动起立床、截瘫站立行走架、减重步行训练系统、下肢智能训练器、下肢康复机器人、天轨移位步行训练系统、助力平行木、训练用扶梯、各种拐杖、助行器、轮椅等。

5. 增强耐力设备　常用设备有训练用功率自行车、活动平板等。

6. 牵引设备　是利用作用力与反作用力的力学原理，使关节面发生一定的分离、关节周围软组织得到适当的牵伸。常用设备有颈椎牵引装置、腰椎牵引床、解压牵引装置等。

在物理治疗师的指导下，通过以上设备进行治疗和训练，可以改善和提高患者躯干与肢体的肌力与耐力、关节活动度、平衡协调功能、转移与行走功能、心肺功能等。运动疗法室的设计应有足够的空间、宽敞明亮，各种设备的摆放布局合理，有利于治疗师与患者的互动和治疗的方便应用。

（三）理疗室

1. 低频电疗设备　应用频率在 1000Hz 以下的低频脉冲电流来治疗疾病的方法称为低频电疗法。常用设备包括低频脉冲电疗仪、神经肌肉电刺激电疗仪、经皮神经电刺激（TENS）治疗仪、痉挛肌治疗仪等。

2. 中频电疗设备　应用频率在 1000~100 000Hz 的中频脉冲电流来治疗疾病的方法称为中频电疗法。常用设备包括音频电疗仪、电脑中频治疗仪、立体动态干扰电疗仪等。

3. 高频电疗设备　应用频率大于 100 000Hz 高频脉冲电流来治疗疾病的方法称为高频电疗法。常用设备包括短波治疗仪、超短波治疗仪、微波治疗仪、厘米波治疗仪、毫米波治疗仪等。

4. 光疗设备　利用人工光线（红外线、紫外线、可见光、激光）防治疾病和促进康复的方法称为光疗法。常用光疗设备包括红外线治疗仪、红外线偏振光治疗仪、威伐光治疗仪、紫外线治疗仪、氦氖激光治疗仪、半导体激光治疗仪、二氧化碳激光治疗仪、低能量激光治疗仪、高能激光治疗仪等。

5. 磁疗设备　磁疗法是利用磁场作用于机体，以防治疾病促进机体康复的方法。常用设备包括旋磁治疗仪、电磁疗机、磁振热治疗仪、脉冲磁治疗仪、骨质疏松治疗仪、经颅磁刺激治疗仪等。

6. 超声波电疗设备　利用超声波的机械振动性质作用于人体，引起机体的多种理化效应而达到治疗疾病的方法称为超声波疗法。常用设备包括超声波治疗仪、超声药物离子导入治疗仪、超声叠加治疗仪、超声电疗工作站等。

7. 传导热疗设备　传导热疗是以各种热源为介质，将热直接传导给机体，从而达到治疗疾病目的。常用设备包括蜡疗机、蜡疗袋、中药熏蒸仪、电热按摩治疗机、湿热敷治疗仪等。

8. 其他设备　临床还有许多其他物理因子设备，包括冷疗机、低温冲击镇痛仪、空气压力波治疗仪、音乐电疗仪、吞咽障碍电刺激治疗仪、肌电生物反馈治疗仪、冲击波治疗仪、电动深层肌肉刺激仪、全自动脉动治疗仪、经颅直流电刺激仪、负压治疗仪、振动治疗仪、水疗设备系列等。

在我国，理疗设备在康复医学科是必不可少的康复治疗设备之一，主要用于常见的炎症、痛症、慢性病、老年病的治疗和康复。对于神经、肌肉原因引起的瘫痪、骨关节病等配合运动疗法等训练能获得更好的效果。

（四）作业治疗室

作业疗法是通过有目的作业活动训练，帮助患者恢复有意义的生活方式和生活能力，使患者掌握日常生活技能，适应居家条件下的生活及在新的环境和条件下工作。常用的作业治疗设备如下。

1. 上肢及手作业器材　此类设备能辅助患者最大程度恢复手的运动和感觉功能，特别是手的功能性应用能力。常用设备包括砂磨板、插板、螺栓、手指肌训练器、前臂旋转训练器、握力器、捏力器、分指器、多功能手康复训练台、数字化上肢多功能系列训练系统、上肢康复机器人等。

2. 工艺治疗用器材　此类设备能防止患者功能障碍或残疾的加重，提高患者生活质量。常用设备包括黏土及陶器制作用具、竹编或藤编工艺用具、绘画、图案、书法用品用具等。

3. 职业技能训练用器材　此类器材的使用旨在使功能障碍者就业或再就业，促进其参与或重新参与社会。常用器材包括电脑、打字机、缝纫机、电子元件组装器材、制图用器材、木工器材、机械维修基本工具、纸盒加工器材等。

4. **日常生活活动训练器具** 此类器具能协助功能障碍患者练习衣、食、住、行及个人卫生等基本动作和技巧。常用器具包括食具、厨房用具、家用电器、梳子、毛巾、上衣、裤子、模拟厕所和浴室设备、自助用具等。

5. **辅助器具** 辅助器具的使用是为患者的生活自理提供一个有效和重要的帮助，以减少患者对他人的依赖。常用器具包括穿衣钩、穿袜器、魔术贴、万能袖套、腕支具、自动喂食器、轮椅式便池、洗澡椅、长柄刷、防滑垫、翻书器、敲键棒、沟通板、助听器等。

6. **认知训练用具** 此类器具能协助作业治疗师帮助患者减少或克服认知与知觉障碍，帮助其重获日常生活及工作所需的技巧及技能，提高生活质量。常用设备包括不同大小形状的物体、照片、图画，各种色彩的卡片、纸张、笔墨、地图、火柴、积木、小球、胶泥、计算机辅助认知训练系统、智能虚拟现实训练仪等。

7. **环境控制系统** 包括声控、气控系统。

8. **文娱治疗用具** 文娱治疗用具因极具趣味性而深受患者欢迎。常用用具包括各种球类，如乒乓球、篮球、排球、足球，以及一些娱乐性器材如琴、棋、书、画、牌、体感游戏机等。

作业治疗往往与认知训练和文娱训练相结合，所以一般不必另设认知治疗室和文娱治疗室，文娱治疗还可利用户外进行活动。

（五）言语治疗室

常用设备包括听力计、录音机，语言评定用具也是言语治疗用具，如实物、图片、纸、笔、矫形镜、交流画板，以及计算机语言辅助训练系统等，有的与认知评定和治疗用具相同。有些科室还设有吞咽评估及治疗设备，如吞咽障碍电刺激仪、球囊扩张管等。言语治疗室应采用隔音设施。

（六）支具与假肢、矫形器室

支具、假肢、矫形器、辅助器具的板材，压力衣的材料，制作工具，调试工具。常用的一些支具与假肢、矫形器包括各类假肢，上肢、手腕及手指矫形夹板、上肢矫形器、下肢矫形器、脊柱矫形器，热塑性足部矫形辅具、足部矫形鞋垫制作系统，护具如腰围、颈托、护膝、肩吊带等。

（七）传统康复治疗室

常用设备包括针灸用具，如毫针、三棱针、头皮针、针刀、艾灸盒、电针仪、刮痧板、火罐、中药熏蒸床、中药定向透入治疗仪、经络导平治疗仪、激光针灸治疗仪、微波针灸仪、低频脉冲针灸治疗仪等。

以上设备在三级以上综合医院中规模较大、功能齐全的康复医学科是应基本配备的；二级以下医院的康复医学科可根据当地的需求和自身的条件，从中有选择性地购置，也可由假肢、矫形器专门制作部门的工程技术人员上门安装使用。

（八）康复仪器新技术、新进展

随着电子技术、计算机技术、图像分析技术等在医学领域的日益广泛的应用，康复评定设备不断问世，专项的评定更具准确性。运动器械向着高精密检测、训练、评定一体化的方向发展。理疗仪器也向着门类齐全、品种多样、数字化、微机化、自动化、多功能、高质量的方向发展。如康复机器人（上肢康复机器人、下肢康复机器人、康复机器手、上肢双侧机器人、踝关节机器人）、情景模拟与现实互动康复系统、智能化运动控制系统等。先进的康复评定和治疗仪器设备大大地提高了康复治疗的效果。

（张翠芳）

本章小结

康复医学科是为患者提供全面、系统、早期、专业的康复医学诊疗服务的临床科室。由康复门诊、康复评定与治疗室、康复病房三部分组成；要求配备有一定比例的、具有相关资质的康复医师、康复护士、康复治疗师；对诊疗场地与设施要适合康复患者的治疗和使用，并应执行国家无障碍设计规定的相关标准。

康复医疗设备是康复医学科用来为患者进行康复评定和康复治疗的重要医疗工具，其常用设备包括功能评定设备、治疗训练设备、康复工程设备。随着科学技术的发展，康复设备也从最初机械化、单一化逐渐转向自动化、数字化、微机化、智能化及多元化，从而大大地提高了康复评定及治疗的效率。

思考题

1. 简述康复医学科的功能与作用。
2. 康复医学科由哪些部分组成,其功能分别是什么?
3. 康复医学科的常用设备有哪几类?

实 训 指 导

【实训目的】

1. 掌握:康复医学科常用设备。
2. 熟悉:康复医学科的组成部分及人员组成。
3. 了解:康复医学科诊疗场地与设施。

【实训时间】

2 学时。

【实训场所】

教学医院康复医学科病房、门诊及治疗室。

【实训方法】

教师讲解结合实际操作演示。

【实训工具】

康复科功能评定设备、治疗与训练设备。

【实训内容】

1. 康复科的组成部分及人员组成。
2. 康复科诊疗场地与设施。
3. 康复科常用设备。

【实训步骤】

1. 以小组为单位,由指导老师介绍康复医学科组成部分及人员结构。
2. 参观教学医院康复医学科。
3. 参观各治疗室,由指导老师讲解常用功能评定设备、治疗与训练设备的名称及功能,可结合临床,对常用设备进行实际操作演示。
4. 教师进行全面总结。

【注意事项】

1. 出行注意交通安全。
2. 穿工作服,注意衣帽整洁,仪表端庄。
3. 注意遵守医院纪律,服从带教老师管理。

扫一扫,测一测

思路解析

08章PPT

学习目标

1. 掌握：康复治疗处方及康复治疗记录的内容与要求；康复治疗室工作常规。
2. 熟悉：康复医学科的病历书写特点。
3. 了解：门诊接待工作常规；分级分层管理及转诊常规。
4. 学会书写康复评定记录、康复治疗记录等。
5. 培养康复医学诊疗常规工作习惯。

第一节　康复医学科的病历和治疗处方书写常规

一、病历书写

康复病历是针对康复治疗患者建立的具有专科特点的病历，是对患者进行问诊、体格检查、功能评估、影像学检查、诊断、各种实验室检查、残疾评估和分析以及康复治疗的综合记录。病历主要由康复医师填写，并附有各康复治疗室（运动治疗、物理因子治疗、作业治疗、言语治疗等）的专科记录和其他检查报告，完整的康复病历是医务人员正确地进行疾病诊断、功能评估、残疾分析、制订康复计划、监测康复效果、确定残疾人回归社会等问题的依据，也是进行康复科研、教学和临床经验总结的文字资料，是康复诊疗水平的反映。同时在处理医疗纠纷的责任时，康复病历也是重要的文件和依据。

（一）康复病历的特点

康复医学科的诊疗对象主要是有功能障碍、需要全面康复的残疾人，或具有功能障碍的慢性病、老年病患者。康复病历与其他临床科室的病历不同，有其自身的特点，特别强调以功能障碍和功能评定为中心。

1. **以功能障碍为中心**　临床病历是以疾病为中心，而康复病历在明确了疾病的医学诊断后，更加重视疾病所引起的功能障碍。因此，在康复病历中应反映出功能的水平、功能障碍的性质和程度，并分析康复上需要解决的问题，制订康复方案。

2. **以功能评定为中心**　临床病历只重视对临床症状和病理体征的描述，康复病历则要对运动、感觉、言语、心理和生活、学习、工作的活动功能作出详细的评定，尤其重视评定残余的功能，以估计康复的潜力，并拟定功能康复的措施。

3. **注重综合评估**　康复的目标是要让患者全面地从医学上、教育上、职业上和社会上都得到康复。因此，康复病历的内容应全面反映出患者的生活方式、职业情况、社会生活、心理状态等方面，并对此进行全面、综合的评估，关注疾病或残疾对患者生活、上学或就业的影响。此外，因为残疾者在生

89

活中需要借助于轮椅、假肢等辅助器具,因而对这些用品用具的情况也需加以记录。

4. 重视三期评定　完整的康复病历应包含有三期评定的内容。通常入院患者都应接受"三期评定",即初期评定、中期评定、末期评定。评定主要是对患者全面性功能评定,应由康复小组通过分工合作、共同完成对患者的综合评定任务。

（二）康复病历的分类

康复病历有不同的分类方式,按医疗部门分为住院康复病历、门诊康复病历、社区康复病历,按病历性质分为综合康复病历、分科康复病历(表8-1)。

表 8-1　康复病历的分类

种类	使用部门	填写人
按医疗部门分类		
住院康复病历	医院、康复中心等住院部	康复医师及治疗组成员
门诊康复病历	康复门诊	康复医师及治疗组成员
社区康复病历	社区康复站	社区康复医务人员
按病历性质分类		
综合康复病历	康复门诊、康复住院部	康复医师及治疗组成员
分科康复病历	PT、OT 等康复治疗科室	康复治疗师

（三）康复病历的结构

1. 住院病历　康复医学是一门新兴的综合学科,到目前为止,其病历的书写尚未形成独立的、统一的格式,故一般采用临床医学病历的模式书写。为了提高医疗质量,规范医疗行为,近几年我国陆续出台了综合医院规范化管理标准,进一步规范了病历的书写,对各级医院都有统一的标准与要求。因此,综合医院康复医学科的病历书写与要求应符合规范化管理的要求。但由于康复医学有其自身特点和要求,所以其病历的书写也要充分反映出康复医学的特点。它主要包括对患者进行问诊、体格检查、功能评定、各种实验室检查、影像学检查、临床诊断、康复诊疗计划等几方面。住院病历书写的具体内容与要求如下:

（1）一般资料:包括姓名、性别、年龄、婚姻、职业、籍贯、民族、住址(或工作单位)、入院日期、记录日期、病史陈述者(如患者不能自述病史时,还要记录陈述者与患者的关系)及可靠性等。

（2）主诉:患者就诊时最主要的症状、功能障碍及主要伴随症状,以及这些症状持续的时间。如疼痛或感觉异常(双下肢疼痛、麻木),功能障碍(右侧肢体无力),形态的改变(关节肿胀或肌肉萎缩)等,用简明扼要的文字进行概括,通常仅用不超过 20 个字来表达,如脑卒中偏瘫的患者的主诉是"脑出血后左侧肢体无力、活动困难半个月"。腰椎间盘突出的患者主诉是"腰痛伴右下肢疼痛、麻木 10 天"。简明扼要的主诉,可以提示是哪个系统的疾病,疾病的性质如何,如有功能障碍往往与慢性病、外伤等有关,产生功能障碍最常见于骨关节与肌肉系统、神经系统及心血管系统。

（3）现病史(病残史):包括疾病史及残障史。应围绕主诉,叙述疾病、损伤或残疾发生的时间、诱因和原因、经过、演变、诊治过程及目前状况。与一般病历所不同的是,康复医学科的病历要侧重描述以下几个方面:

1）身体伤病原发的部位及由此造成功能障碍的部位、时间。

2）功能障碍的内容、性质和程度。

3）功能障碍对患者日常生活和社会生活方面产生的影响,包括交流、进食、修饰、洗澡、如厕、穿衣、床上活动、行走、上下楼等内容。从这些方面判断患者日常生活活动能力,从而为制订整个康复治疗计划和判断预后提供可靠依据。

4）疾病的趋势与以往诊治的情况。病情是否是稳定不变、逐渐加重、减轻,是时好时坏还是治愈,以及以往的临床检查、诊断和功能评定、是否接受过康复治疗、效果如何等,这些对本次的诊断和了解残疾的发展及预后的评定也有帮助。

（4）过去史：指患者过去的健康情况及患过何种疾病，应主要包括神经系统、骨关节与肌肉系统、心血管系统、呼吸系统等。重点记录与现在疾病的病情相关的病史，如外伤史、手术、中毒及输血史、过敏史等，以便了解患者之前的基础功能水平。

（5）系统回顾：在标准的系统回顾病史中，康复医学科医师应着重神经系统、心肺系统和肌肉骨骼系统疾病的回顾。

（6）个人史：包括精神状况、生活方式、饮食习惯、嗜好、文化程度、专业、工作经历、收入、居住条件等。详细的个人史有助于了解患者康复治疗的依从性，制订患者康复治疗的计划和康复目标，并有助于对患者是否重返家庭或重返工作岗位等进行咨询和指导。

（7）月经生育史：月经史、婚育史。

（8）家族史：了解家族遗传病史、家族成员的构成、健康情况、经济情况及患者在家庭中承担的责任和义务等。

（9）心理社会史：目的是收集有关病人环境的信息来确定社会对疾病的影响。由于病残者往往有不同程度的心理负担，所以掌握患者的心理状态可以为有针对性的心理治疗奠定基础。另外，还应了解职患者家庭的住房结构、卫生设施、周围环境、交通状况、邻里关系及附近医疗和福利设施等情况。

（10）体格检查：应包括临床体格检查的全部内容，重点注意以下方面：

1）外表及生命体征：身体的姿势、有无畸形、精神状态、营养发育、体温、脉搏、呼吸、血压是否正常、体重的变化等。

2）皮肤及淋巴结：皮肤颜色，有无局部红肿、淤血、破溃、压疮、瘢痕等；淋巴结有无肿大，压痛、质地如何；肢体有无淋巴水肿、血管神经性水肿，有无凹陷性水肿等。

3）头部：有无畸形、瘢痕等。

4）眼部：视力情况，是否配戴合适的眼镜，视野是否缺损。良好的视力有利于康复训练和各种技巧的学习。

5）耳：听力是否正常。

6）口、咽部：牙齿排列是否整齐，有无义齿，颞颌关节活动度，舌的运动、发音和吞咽活动是否正常等。

7）呼吸系统：胸廓有无畸形，呼吸运动及肺通气功能是否正常，咳痰能力。

8）心血管系统：心功能是否正常，末梢循环情况，有无静脉曲张及动脉阻塞等。

9）腹部：腹部有无压痛、包块、腹水等，腹腔内器官有否肿大。

10）泌尿生殖系统和直肠：有无大小便失禁或潴留，括约肌功能是否正常。

11）骨关节与肌肉系统：该部分是康复医学科病历体检的重点。应注意观察骨关节的外形有无异常，是否对称，关节有否红肿疼痛，活动是否受限，有否异常活动。肌肉有无萎缩或肿胀、肢体周径等，如有残肢，应观察残端皮肤是否正常、残肢长度、水平、形状、功能状态等，脊柱有否畸形、压痛，坐姿、行走时的步态等。

12）神经系统：该部分也是康复医学科体格检查的重点，包括患者的神志、高级神经活动、颅神经检查、肌力、肌张力、深浅感觉、平衡、共济运动、腱反射、病理征、脑膜刺激征等。

13）专科检查：重点说明与此次疾病有关的体征、功能障碍的部位及其相关部位的功能状态。

（11）功能评定：根据不同的疾病和功能障碍进行评定。如脑卒中患者伴有偏瘫和失语症应进行偏瘫功能评定、日常生活活动能力的 Barthel 指数评定、功能独立性测量（FIM）、言语功能评定；骨关节、肌肉或周围神经疾病应进行关节活动度、肌力评定；脊髓损伤应进行感觉功能、运动功能等专项评定。专项评定有助于康复目标与治疗计划的拟订和疗效的评估。进行专项评定，应另外填写评定表格。

（12）康复诊断：目前我国使用比较多的康复诊断是以 ICIDH 的分类标准为依据确定的诊断方法。随着 ICF 推广使用，将来的康复诊断方法可能有所变化。目前的康复诊断包括致残性疾病诊断（定位、定性）、功能诊断（残损、残疾、残障）和伴随疾病等内容。目前我国尚无统一的康复医学功能诊断的标准和名称。

（13）康复诊疗计划：根据患者的康复诊断，对存在有临床病症的应作相应的医疗处理，如高血压患者进行降压治疗，感染患者进行抗感染治疗，血糖升高患者需控制血糖等。但康复患者主要还是针对其主要的康复问题、功能障碍情况及残存的能力,确立短期和长期的康复目标,制订相应的康复治疗计划和治疗方法。

2. 门诊病历　按照门诊病历规范要求,其内容应包括主诉、现病史、既往史、查体和专科情况(康复治疗处方应重点描述功能障碍的主要表现)、相关辅助检查的结果、诊断、处理方法(包括临床用药及康复处方)。

二、治疗处方

(一) 治疗处方的意义

康复医师要通过康复评定会的形式统一各专业的治疗目标、原则、方法,以康复治疗处方的形式明确各治疗成员所要完成的康复治疗工作。康复治疗处方就是康复医师向康复治疗技师下达的康复治疗医嘱,具有法律效应。康复处方是完成各项治疗的依据,在处方中应有诊断、治疗目的和具体实施方法,如治疗部位、治疗种类、剂量、时间、频度、次数、强度及注意事项等。治疗处方能为治疗和管理提供永久记录,在以后的治疗和疗效评定中作为参考依据。

(二) 治疗处方的种类

康复治疗的种类较多,所以康复治疗处方的种类也很多,可归纳为以下几种:①运动疗法处方;②物理因子治疗处方;③作业疗法处方;④言语疗法处方;⑤心理疗法处方;⑥牵引疗法处方;⑦推拿、按摩处方;⑧中医传统疗法处方;⑨假肢、矫形器、支具处方;⑩轮椅处方。

(三) 治疗处方的内容

1. 患者一般项目(姓名、性别、年龄、病案号)

2. 病史摘要

3. 诊断与康复评定的结果

4. 治疗目的

5. 疗法名称　用全称或统一代号。

6. 治疗部位　体表部位或器官名称。

7. 治疗方法　电极面积、形状、放置方法、固定法或移动法等。

8. 治疗剂量　所用剂量大小,如紫外线用生物剂量表示,高频电用无热量、微热量、温热量表示。

9. 治疗时间、频率、次数和疗程

10. 注意事项

11. 医师签名

12. 开具日期

由于康复治疗的种类各异,治疗的目的和要求也不同,所以各种处方的具体要求也有不同。如物理因子治疗处方中的电、光、声、磁、水、蜡等治疗应注明电极大小、电流量、刺激强度、照射距离、声头位置、磁场强度、温度等,牵引疗法应写明牵引的重量方式、时间、角度等;运动疗法、作业疗法、言语疗法等也都有不同的具体要求。

三、康复治疗记录

康复治疗记录是治疗师执行医师处方医嘱情况的记录。每次给患者治疗后记录能很好地观察患者治疗的情况及治疗后的反应,同时也能反映治疗师的工作量,对科研的基本数据和资料的收集也有非常重要的作用。记录的内容与要求如下:

1. 治疗单上应填写患者的姓名、性别、年龄、科别、床号、病历号等,以便核对、统计和归档等。

2. 记录的内容为治疗次数、日期、部位、方法、剂量、时间、特殊反应(如局部有肿胀、烫伤、过敏反应,以及心率、呼吸、脉搏、血压等全身反应等)。

3. 疗程结束后可进行疗效的评定,同时可进行一些专项指标的观察与记录。

4. 治疗师签名。

治疗记录可附于处方的后面或与处方相连,方便执行与观察,也可单独一页。

无论是病历书写还是康复治疗处方、治疗记录,在国内外均无统一的书写规范的格式与表格,某些专著和杂志的所列举的格式也有一定的差异,但内容与要求是基本一致的。因此,各级医院的康复医学科也可按照上述的要求与内容,根据具体情况来设计适合本单位使用的病历、处方与记录。

(朱媛媛)

【附】

一、康复科入院病历记录

病室　5	床号　10	病案号　××××××	
姓名　王××		性别　男	
出生　1945年9月6日(71岁)		籍贯　湖北(国籍)中国	
民族　汉族		婚姻状况　已婚	
职业　教师(退休)		文化程度　大专	
入院日期　2016.10.8		病历采集日期　2016.10.8	
病史陈述者　本人		病史可靠性　可靠	
住址　×××××××××		工作单位　××××××	

主诉:

左侧肢体活动不利3个月。

现病史:

患者于2016年7月5日7时活动后突感左侧肢体无力、头晕,当时神志清楚,无头痛、恶心、呕吐,无四肢抽搐,无大小便失禁。急送当地医院就诊,测血压180/110mmHg,行头颅CT检查示"右基底节区脑出血"。给予脱水降颅压、营养神经等对症支持治疗,病情逐渐稳定,但肢体功能无明显恢复。出院后在家主要以口服药物治疗和自行锻炼为主,一直未行正规系统康复治疗,目前患者日常生活活动部分自理,肢体功能有轻度的提高,经搀扶可短距离行走,但伴左足下垂、内翻,为进一步康复治疗,于今日来我院要求入院。

发病以来,精神欠佳,食欲尚可,大小便正常,体力及体重无明显异常。

既往史:

发现高血压病史10余年,最高血压180/110mmHg,服用硝苯地平缓释片20mg 1次/日,平时未监测血压。否认心脏病、糖尿病病史,否认肝炎、结核等传染病病史,否认手术、外伤、中毒、输血史及药物过敏史。

个人社会生活史:

出生于湖北武汉,未曾长期在外地生活,无疫区生活史,偶尔吸烟、饮酒。适龄结婚,育一儿一女,配偶及儿女均体健。家庭成员关系和睦,经济条件中等,家住楼房,有电梯,家居环境可,邻里关系较好,无特殊业余爱好。

家族史:

母亲死于"脑血管病",父亲去世原因不详,兄弟姐妹4人,一姐患高血压,否认其他家族遗传病史。

职业史:

大专毕业后一直从事教师工作,无有害物质接触史,11年前已退休在家。

心理史:

病前性格急躁、病后性格无明显改变。

以上病史记录已经征得陈述者认同。

陈述者签名:王××

时间:2016年10月8日

体格检查

T 36.2℃　　　　　　P 82 次 / 分　　　　　　R 18 次 / 分　　　　　　BP 140/90mmHg

一般状况:体型(正力型√、无力型、超力型),发育(正常√、畸形),营养(良好、中等√、不良),神志(清晰√、模糊),语言(流利√、不清、失语),利手(左利、右利√、混合利),体位(自动√、被动、借助),查体(合作√、不合作)

皮肤黏膜:正常√,颜色,水肿,弹性,坏死,压疮,瘢痕

淋巴结:正常√,肿大,压痛

头及器官:正常√

头颅:正常√

眼:正常√　　　　　　眼睑　　　　　　眼球　　　结膜　　　　　　巩膜　　　瞳孔

耳:正常√　　　　　　外形　　　　　　听力

鼻:正常√　　　　　　左鼻唇沟浅

口腔:正常√　　　　　齿列　　　　　　缺齿　　　唇、腭畸形　　　舌　　　口角

颈:正常√　　　　　　斜颈　　　　　　前屈　　　后伸

胸部:正常√　　　　　对称　　　　　　畸形

肺脏:正常√

心脏:正常√

腹部:正常√

肛门、直肠:正常　　　未查√

尿道外口:正常√　　　溃疡　　　　　　留置导尿

外生殖器:正常√

脊柱:正常√　　　　　后突　　　　　　侧弯

骨盆:正常√　　　　　倾斜

四肢:骨骼:正常

关节:左肩关节活动受限

运动:左侧偏瘫

神经系统检查

意识状态:清楚√　　　模糊　　　　　　嗜睡　　　昏迷　　　　　格拉斯哥(Glasgow)总分:15 分

语言功能:1. 运动性失语:有　无√　　2. 感觉性失语:有　无√　　3. 混合性失语:有　无√

　　　　　4. 完全性失语:有　无√　　5. 感觉性失语:有　无√　　6. 命名性失语:有　无√

　　　　　7. 经皮质运动性失语:有　无√　　8. 经皮质感觉性失语:有　无√

认知功能:记忆力:近事　遗忘　　　　　远事　正常

　　　　　定向力:时间　正常　　　　　地点　正常

　　　　　人物:注意力　正常　　　　　理解力　正常　　　　　解决问题能力　正常

精神状态:迟滞、淡漠、抑制、焦虑、兴奋、正常√

情绪行为:稳定　不稳定√　喜怒无常

合作程度:合作√　不合作

自制力:较强√　一般　较弱

脑神经:Ⅰ嗅神经　嗅觉　左　正常　　右　正常

　　　　Ⅱ视神经　视力　左　正常　　右　正常　　视野　左　正常　　右　正常

　　　　Ⅲ　Ⅳ　Ⅵ　上睑下垂　无　　眼裂　8mm

　　　　眼球:位置　居中　运动　自如　震颤　无　复视　无

　　　　瞳孔:大小　3mm　形状　圆　直接对光反射　存在　间接对光反射　存在

　　　　Ⅴ面部感觉　左面部浅感觉减退　三叉神经压痛　无

　　　　角膜反射　直接　存在　间接　存在

　　　　下颌运动　自如　嚼肌　有力　颞肌　有力

Ⅶ 皱眉__能__ 闭目__能__ 示齿__左侧差 右侧能__
鼓腮__左侧差 右侧能__ 噘嘴__左侧差 右侧能__
Ⅷ 听力:正常√ 减退 眩晕:有 无√ 耳鸣:有 无√
Ⅸ Ⅹ 发音:正常√ 构音障碍 无 吞咽:正常√ 呛咳 鼻饲
软腭运动__自如__ 咽反射__正常__
Ⅺ 胸锁乳突肌肌力__5 级__ 肌萎缩:有 无√
斜方肌肌力__5 级__ 肌萎缩:有 无√
Ⅻ 舌运动__正常__ 舌肌萎缩:有 无√ 舌肌纤颤:有 无√
运动功能:双侧正常 左侧障碍√ 右侧障碍
分离运动 上肢:有 无√ 下肢:有 无√
协同运动 上肢:有√ 无 下肢:有√ 无
Brunnstrom 分级 上肢__Ⅲ 级__ 手__Ⅲ级__ 下肢__Ⅲ级__
肌力(痉挛者可不测)左侧肢体痉挛
右上肢近端屈肌__5 级__ 近端伸肌__5 级__
远端屈肌__5 级__ 远端伸肌__5 级__
右下肢近端屈肌__5 级__ 近端伸肌__5 级__
远端屈肌__5 级__ 远端伸肌__5 级__
肌张力 左上肢(降低 正常 增高√) 下肢(降低 正常 增高√)
右上肢(降低 正常√ 增高) 下肢(降低 正常√ 增高)
共济运动及轻瘫试验__不能配合完成__
分指试验 趾背伸试验 平举试验
Barre Ⅰ试验 Barre Ⅱ试验 Mingazini 试验
指鼻试验 跟膝胫试验 Romberg 征
步态分析__偏瘫步态__
综合功能 ADL Barthel 指数得分__45 分__
感觉功能:
浅感觉:__左侧肢体减退__
深感觉:__左侧肢体减退__
皮质觉:__左侧肢体减退__
神经根牵引痛:__无__
神经干压痛:__无__
反射:
生理反射(消失 - 减弱 + 正常 ++ 亢进 +++ 阵挛 ++++)
腹壁反射 ++ 桡骨膜反射 左 +++ 右 ++
肱二头肌反射 左 +++ 右 ++
肱三头肌反射 左 +++ 右 ++
膝反射 左 +++ 右 ++ 踝反射 左 +++ 右 ++
病理反射:
吸吮反射__阴性__ 掌心下颌反射__阳性__
Hoffmann 征 左__阳性__右__阴性__ Babinski 征 左__阳性__右__阴性__
自主神经:
异常出汗(有 无√)
大便功能(正常√ 秘结 失禁) 小便功能(正常√ 潴留 失禁)
脑膜刺激征:项强直(有 无√) 下颌距胸骨 0 横指
Kernig 征(阴性√ 阳性) Brudzinski 征(阴性√ 阳性)
门诊及院外重要辅助检查结果(名称、项目、日期、结果)

头部 CT(2016.7.5):右基底节区出血。

病史小结:

1. 患者王××,男,71 岁,教师。

2. 左侧肢体活动不利 3 月,无头痛及呕吐,无大小便失禁。

3. 既往体健,发现高血压病史 10 余年,最高血压 180/110mmHg,服用硝苯地平缓释片 20mg 1 次/日,平时未监测血压。

4. 查体:一般状况尚可,神清,语利,理解力、定向力正常,计算力尚可,饮水无呛咳,情绪不稳定,易激动。双侧额纹对称,左侧鼻唇沟浅,示齿、噘嘴、鼓腮左侧稍差,左面部浅感觉减退,其他颅神经未见阳性体征。左侧肢体 Brunnstrom 分期:上肢Ⅲ期、手级Ⅲ期、下肢Ⅲ期。辅助手 B,步行能力 2 级。左侧肢体肌张力增高,左上肢屈肌张力 Ashworth 2 级,左下肢伸肌张力略高,Ashworth 1+ 级。左侧偏身深、浅感觉减退,左侧腱反射亢进,左侧病理反射(+),左肩关节半脱位一横指、活动受限,左足下垂、内翻,Barthel 指数 45 分,搀扶下可短距离步行。

5. 辅助检查:头部 CT(2016.7.5)示"右基底节区出血"。

入院诊断:

1. 脑出血恢复期(右基底节区、高血压性)

2. 左侧偏瘫,左侧感觉障碍,左肩关节半脱位,左足下垂、内翻

3. ADL 部分依赖

4. 社会参与能力减退

5. 高血压病 3 级(极高危)

医师签名:张××

2016 年 10 月 8 日

二、三期康复评定会记录

初期康复评定会记录

2016 年 10 月 10 日

参加人员:　　副主任医师:姜××　　　康复医师:张××　　　心理治疗师:赵××

OT:田××　　PT:刘××　　　P&O:许××　　　　护士:陈××

地点:医师办公室

PT:左侧肢体功能 Brunnstrom 分期:上肢Ⅲ期、手Ⅲ期、下肢Ⅲ期。左侧肢体肌张力增高,改良 Ashworth 痉挛评定:左上肢屈肘及屈腕肌群张力 2 级;左下肢伸肌群张力 1+ 级。左侧偏身深、浅感觉减退。左肩关节半脱位一横指,被动活动时疼痛,VAS 4/10 分。左肩关节 PROM:屈曲 120°,外展 105°,外旋 30°,内旋 35°。站位平衡 1 级,患腿负重约 40% 体重,在两人辅助下能够短距离平地行走。治疗计划:短期目标(4W):①纠正肩关节半脱位,减轻肩关节疼痛,扩大肩关节活动范围前屈达 150°、外展 120°,内外旋 45°,降低患侧肌张力。②诱发左侧肢体的分离运动出现,进入 Brunnstrom Ⅳ期。③站位平衡达到 2 级,患腿负重达 60% 体重。长期目标:独立行走,回归家庭。治疗措施:左侧肢体关节活动度训练,刺激肩周稳定肌的张力和活动,增加感觉输入刺激(牵拉反射、快速刺激、关节挤压等);站位平衡训练,患侧下肢负重训练,平行杠内步行前的准备训练。

OT:左手功能 Brunnstrom Ⅲ期,手的实用性判定为辅助手 B,手指精细活动能力差;BI 45/100 分,ADL 大部分依赖,翻身、起坐、床 - 轮椅、坐 - 站需要部分辅助,修饰、穿衣需要少量帮助,洗澡需要大量帮助。治疗计划:短期目标(4W):①独立完成床椅转移,ADL 部分自理(修饰、穿衣等);②左手功能达到 Brunnstrom Ⅳ期,能够手持相机。长期目标:ADL 完全自理,回归家庭。治疗措施:①上肢及手协调、精细功能训练:沙磨板训练、木钉盘训练、持球、手指阶梯、翻卡片等。②转移训练。③ADL 训练。④模拟操作相机训练(抓握住方形物品等)。

心理治疗师:患者轻度焦虑及抑郁,治疗上给予心理支持疗法,主动了解其心理状况,体谅其内心痛苦,指导、鼓励患者正确地表达情感,调整心理平衡,用成功康复病例帮助患者解除顾虑、树立信心。

P&O:患者左足轻度内翻、足下垂、跟腱轻度挛缩,建议定制 AFO 矫正足踝下垂、内翻畸形,预防跟

腱挛缩加重,辅助站立和步行,最终改善和提高步行质量。

护士:老年患者,体力差,ADL 能力较差,情绪不稳定。针对患者目前病情,近期以指导患者熟悉病房环境、完善床上活动、更衣、个人卫生、排泄、轮椅操作为主,督促患者坐、卧、站、行保持良好肢位。指导中多提示,多鼓励,以增强患者的自信心,提高主动性和积极性。

姜×× 副主任医师:患者职业为教师(退休),喜好摄影和旅游。诉求是通过康复治疗提高其洗澡、修饰、穿衣等日常生活自理能力,实现独立步行,提高生活质量。有利因素:患者及家属康复意愿强烈;患者受教育程度较高,平素喜欢体育锻炼,能积极配合康复治疗;家庭经济条件较好。不利因素:患者既往有高血压病史,且病程较长,血管病变广泛,有再发脑血管意外的风险;患者病程偏长,发病早期未行系统康复治疗,目前存在痉挛性瘫痪;有轻度焦虑及抑郁;存在卒中后疲劳,可影响患者的躯体和心理康复以及生存质量。患者 3 月前第一次脑卒中发作,有高血压病史 10 余年,应注意脑卒中二级预防,防止再发,治疗上需循序渐进。

主管医师总结:患者老龄男性,病程 3 个月,此次初次接受康复治疗。存在的主要问题:有一定焦虑、抑郁症状,左上、下肢运动功能障碍,ADL 大部分依赖,存在肩关节半脱位及活动受限、足下垂与内翻等二次继发障碍。短期目标:① 4 周内纠正肩关节半脱位,改善关节被动活动度,缓解肩关节疼痛。②左侧肢体运动功能,进入 Brunnstrom Ⅳ 期。③2 周内实现床-椅独立转移,4 周内实现坐-站独立转移。④站位平衡达到 2 级,患腿负重达 60% 体重。出院目标:左肩疼痛消失;能够用左手辅助完成进食、穿脱衣服、洗漱及提裤子等日常生活活动,日常生活自理;独立步行。远期目标:回归家庭,并能参加摄影等业余爱好活动。

中期康复评定会记录

2016 年 11 月 12 日

参加人员: 副主任医师:姜××	康复医师:张××	心理治疗师:赵××
OT 师:田××	PT 师:刘××	P&O:许×× 护士:陈××

地点:医师办公室

PT:经过一个月的治疗和训练,左肩关节半脱位已纠正,左肩疼痛消失,关节 ROM 得到改善,左肩屈曲由 120° 增至 150°,外展由 105° 增至 140°,外旋由 30° 增至 60°,内旋可达 80°。患侧肢体稳定性改善,左侧肢体出现部分分离运动。Brunnstrom 分期:上肢Ⅳ期、手Ⅳ期、下肢Ⅳ期。左侧肢体肌张力稍高,改良 Ashworth 痉挛评定:左上肢屈肌张力 1+ 级;左下肢伸肌 1 级。站立平衡 2 级,患腿负重可达 65% 体重。穿戴踝足矫形器(AFO)后可在平行杠内行走。尚存在的问题:肩关节活动范围仍有部分受限,Brunnstrom 分期:上肢Ⅳ期、手Ⅳ期、下肢Ⅳ期,分离运动不充分。患侧下肢负重能力稍差,动态站立平衡稍差,屈髋-屈膝不充分。康复计划(4W):①肩关节活动可达全范围。②诱发患侧上、下肢分离运动充分出现,增强患侧肢体稳定性。③患肢负重达体重的 90% 以上,站立平衡达到 3 级。④佩戴 AFO 能独立平地步行及上下楼梯。下一步治疗措施:肩关节被动活动训练以改善关节活动范围,神经易化技术配合功能性电刺激诱发患侧肢体分离运动充分出现,并行患肢负重训练、站立平衡训练、上下阶梯训练及行走训练。

OT:治疗进展情况如下:左上肢协调性改善,手功能:Brunnstrom Ⅳ期,手实用性判定:辅助手 A。BI 65/100,能独立完成翻身、起坐、床-椅转移、修饰、穿脱衣服,能监护下完成洗澡、如厕。尚存在的问题:左手能握住物品,但拿相机时,会有抖动。手指精细动作仍差,不能用手指进行相机按键的操作。ADL 完成时间较长,影响生活质量。下一步治疗目标:①独立完成淋浴、如厕活动。②左手能拿住相机,食指能进行相机按键操作。治疗计划:①日常生活活动技巧指导(淋浴、如厕),强化训练,直至患者能够熟练完成。②拇指对掌抓握相机,模拟按键活动。③转移木钉活动,上肢及手的协调训练。

心理治疗师:目前患者焦虑、抑郁症状基本消失,这可能与患者近期康复训练进展良好有关,患者自信心增强,但主动性差,易激动。治疗上可采用行为塑造法及认知疗法,当患者在治疗过程中,出现对某一事件的积极想法和行为时,应及时给予肯定,塑造其正面行为,帮助患者建立自信,更加积极、愉快地训练和生活。

康复护士:患者主动性差,对老伴的依赖性较大。下一步主要针对尚不能自理的日常生活活动进行指导,鼓励患者尽可能自主进食、穿衣、梳洗、排泄等,继续督促患者良肢位的摆放,加强安全意识教育。

姜××副主任医师:患者经过一个阶段治疗短期目标已实现,下一步诉求为通过康复治疗,达到日常生活完全自理,独立步行及上下楼梯,最好还能继续摄影。有利因素:患者经过治疗后自觉效果比较满意,康复治疗积极性较高。不利因素:患者年龄较大,体力稍差,主动性不强。治疗上循序渐进,注意安全,防止跌倒。

主管医师总结:患者经过1个月系统康复治疗和训练,情绪较前稳定,左肩关节半脱位已消失,肩关节 ROM 较前改善,左侧肢体肌张力较前减轻,患侧上肢的协调性、稳定性有所提高,患侧下肢负重能力有所加强,已能独立完成床椅转移,穿戴 AFO 后已可在平行杠内行走,生活质量有所改善。尚存在的问题:肩关节活动范围仍有部分受限,左下肢负重能力差,动态平衡差,步行能力差。下一步治疗计划:重点加强患侧肩关节活动范围和下肢负重能力训练,提高动态平衡,使患者能够完成扶拐行走和上下楼梯,进一步提高生活质量。

末期康复评定会记录

2016 年 12 月 12 日

参加人员: 副主任医师:姜×× 康复医师:张×× 心理治疗师:赵××

OT 师:田×× PT 师:刘×× P&O:许×× 护士:陈××

地点:医师办公室

PT:患者经过这一阶段的治疗和训练,肩关节活动范围已恢复正常,左侧肢体肌张力接近正常,Brunnstrom 分期:左上肢 V 期、手 V 期、下肢 V 期。患者可独立行走和上下楼梯。今后意见:鼓励患者坚持使用左侧肢体参与日常生活活动,保持良好的使用习惯。在保护的情况下,每天保持适当的综合功能训练。

OT:患者经训练后,左手功能:Brunnstrom V 期,手实用性判定:实用手 B。左手拇指、食指、中指、无名指能够完成全范围的屈伸活动,BI 95/100,日常生活活动自理,能独立穿衣、转移、如厕,上下台阶、淋浴。左手能够拿住相机,简单地进行按键的操作。今后意见:①鼓励患者坚持使用左手参与日常生活活动,在家中进行简单的家务活动,保持良好的用手习惯。②建议对其家庭环境及生活用具改造,以利于患者回归家庭。③摄影时可选配相关的支架等物品,帮助固定相机。

心理治疗师:患者焦虑、抑郁症状消失,情绪较稳定,参加训练的积极性较高,但日常生活中主动性稍差。嘱患者子女及亲友加强对患者关心、交流、沟通,并给予精神和物质上的支持,鼓励患者积极参与社会活动。

康复护士:患者目前个人卫生、进食、更衣、排泄、床上活动、转移基本完全独立,只是个别项目上速度较正常慢,短距离步行、上下阶梯已可独立完成。下一步护理计划:提醒、督促患者坚持运动训练,在日常生活和训练中注意保护以免发生意外。

姜××副主任医师:患者经过为期2个月的康复治疗,左肩关节 ROM 正常,ADL 自理。根据患者目前情况,可以出院回家或者到社区进一步康复。

主管医师总结:经过2个阶段的康复治疗和训练,患者对自己的治疗效果很满意,目前左肩疼痛消失,关节活动范围正常,左上、下肢 Brunnstrom 已达 V 期,Barthel 指数 95 分,达到了入院时我们制订的康复目标,可以出院回家或者到社区进一步康复。嘱患者出院后,保持乐观情绪及良好的生活方式,遵医嘱服用降压药物,监测血压,定期复查,在家人保护下继续加强功能锻炼。

出院建议:

风险预防:注意转移、行走安全,上下楼梯或者长距离行走时需要陪护,必要时拄拐辅助,预防跌倒。

二级预防:注意清淡饮食,避免剧烈运动(以不出汗的运动量为宜,每天早中晚运动活动3次,每次时间控制在45分钟,监测心率,以120次/分以下为佳),预防脑出血复发。

用药指导:遵医嘱按剂量服药,定期门诊复诊调整药物。

社区融入:建议患者出院后可报名前往老年大学或兴趣培训班,培养生活技能,充实自己的生活。

资源管理:可定期参加我科举办的康复病友联谊会,一起学习和交流生活经验和技巧,帮助提升生活质量。

沟通:建议患者家属多与患者沟通,耐心倾听患者诉说自己的症状和心理活动,并及时根据情况进行调整和疏导,必要时可咨询专业心理治疗师。

家庭改造:建议转住电梯房,家中浴室、厕所、厨房、楼梯等易跌倒区域设置扶手及防滑垫。

随访:出院1月后病区医生、护士会进行电话随访,3月后门诊复查,不适随诊。

三、康复治疗记录

2016-10-10　　　　　　　　　　PT 首次治疗记录

主观资料

患者诉左肩抬举费力,活动时疼痛,左手不灵活,不能走路。患者期望能够独立行走,生活自理。

客观资料

1. 左侧肢体功能障碍 Brunnstrom 分期:上肢Ⅲ期、手级Ⅲ期、下肢Ⅲ期。

2. 左侧肢体肌张力增高,改良 Ashworth 痉挛评定:左上肢屈肘及屈腕肌群张力2级;左下肢伸肌群张力1+级。

3. 左侧偏身深、浅感觉减退。

4. 左肩关节半脱位一横指,肩关节被动活动时疼痛,VAS 4/10分,左肩关节 PROM 受限,屈曲105°,外展120°,外旋30°,内旋35°。

5. 站位平衡1级,辅助下能够短距离平地行走。

评估结果

1. 左侧肢体活动不利,运动控制差(偏瘫导致患者左侧运动功能障碍,肌张力较高,运动控制较差)。

2. 左肩关节活动受限(早期制动,左上肢肌张力较高,左肩疼痛导致关节活动受限)。

3. 平衡、步行障碍(左侧躯干控制差,左下肢负重能力差,左下肢协调性稍差,导致站立平衡差,步行障碍)。

治疗计划

长期目标:独立行走,ADL 基本自理,回归家庭。

短期目标:①4周内纠正肩关节半脱位,减轻肩关节疼痛,VAS 2分以下。②降低患侧肌张力,肩关节活动范围前屈达150°、外展120°,内外旋45°。③诱发左侧肢体的分离运动出现,进入 Brunnstrom Ⅳ期。④患腿负重达60%体重,站立平衡2级。

治疗方案:

1. 矫正肩胛骨的位置,使关节盂位置正常,恢复肩的原有锁定机制。刺激肩周围稳定肌的张力和活动、增加感觉输入刺激(牵拉反射、快速刺激、关节挤压等)。在不损伤关节及其周围结构的前提下,保持肩关节无痛性的全范围被动活动。

2. 降低左侧肢体肌张力,诱发患肢分离运动训练。

3. 平衡训练,患侧下肢负重训练。

4. 平行杠内步行前的准备训练。

治疗师签名:刘××

2016-10-20　　　　　　　　　　PT 日常治疗记录

患者诉左肩疼痛减轻,VAS 6/10分,左侧肢体沉重感较前减轻,上肢活动更轻便,肩关节活动范围较前扩大,站位平衡较前改善,监护下能完成坐 - 站转移,平行杠内可站立1分钟。患者治疗积极主动,疗效可,嘱患者加强延伸训练,巩固疗效。

治疗师签名:刘××

2016-10-30　　　　　　　　　　PT 日常治疗记录

今日患者诉左肩疼痛明显减轻,VAS 8/10分,可用左手触摸到后背,肩关节内旋可达70°,能独立完成坐 - 站转移,平行杠内可站立5分钟,患侧下肢单腿负重已达50%体重。延伸训练建议患者可在有保护的情况下练习站立,每次5~10分钟,根据患者体力适当增强运动频率,余治疗同前不变。

治疗师签名:刘××

2016-11-12　　　　　　　　　　　　PT 治疗小结

经过 1 个月的治疗患者运动功能改善明显,左肩疼痛消失,左肩关节半脱位已纠正,左肩关节 ROM 得到改善,屈曲由 120° 增至 150°,外展由 105° 增至 140°,外旋由 30° 增至 60°,内旋可达 80°。左上肢屈肌张力 1+ 级,左下肢伸肌张力 1 级,左侧肢体出现部分分离运动。在平行杠内可独立站立,站立平衡 2 级,患侧下肢负重达 65% 体重。穿戴踝足矫形器(AFO)后可在平行杠内行走。

下一阶段治疗目标:①进一步改善肩关节活动至全范围。②诱发左侧肢体分离运动充分出现,进入 Brunnstrom Ⅴ期。③患腿负重达体重 90%,站立平衡达到 3 级,能独立平地步行及上下楼梯。

治疗方案:进一步行关节活动范围训练,必要时行肩胛骨松动和肩肱关节松动,诱发患侧肢体更加充分的分离运动训练,强化屈髋 - 屈膝的运动模式,加强患肢负重训练、站立平衡训练、行走训练及上下阶梯训练。

治疗师签名:刘 ××

2016-11-22　　　　　　　　　　　　PT 日常治疗记录

患者近日情绪良好,能够积极配合完成治疗师的指令。左肩关节活动范围正常。通过下肢抗阻提升患侧下肢负重能力,数字化跑台模拟正常步行模式,纠正步态,现患者能够独立站立 15 分钟,平行杠内行走 5 分钟。

治疗师签名:刘 ××

2016-12-02　　　　　　　　　　　　PT 日常治疗记录

患者在减重状态下配合功能性电刺激治疗后,步态接近正常。监护下可步行 500m,保护下可上下阶梯。延伸训练建议患者在有保护的情况下练习步行,如出现异常模式需及时停止,余治疗同前不变。

治疗师签名:刘 ××

2016-12-12　　　　　　　　　　　　PT 末次小结

入院时主要问题:

1. 左侧肢体功能障碍 Brunnstrom 分期:上肢Ⅲ期、手级Ⅲ期、下肢Ⅲ期。

2. 左侧肢体肌张力增高,改良 Ashworth 痉挛评定:左上肢肌张力 2 级;左下肢肌张力 1+ 级。

3. 左侧偏身深、浅感觉减退。

4. 左肩关节半脱位一横指,肩关节被动活动时疼痛,VAS 4 分,左肩关节被动 ROM 受限,屈曲 105°,外展 120°,外旋 30°,内旋 35°。

5. 站立位平衡差,左下肢负重能力差,行走障碍。

治疗经过:

1. 左侧肢体被动及主动关节活动度维持训练,扩大肩关节活动范围训练,刺激肩周围稳定肌的张力和活动、降低左侧肢体肌张力、增加感觉输入刺激(牵拉反射、快速刺激、关节挤压等)。

2. 神经生理学疗法的应用,促进患肢分离运动训练。

3. 肌力恢复、维持、强化训练。

4. 站位平衡训练,患腿负重训练,重心转移训练。

5. 平行杠内步行前的准备训练,行走训练,上下阶梯训练。

目前情况:

1. Brunnstrom 分期:左上肢Ⅴ期、手Ⅴ期、下肢Ⅴ期。

2. 肩关节活动范围正常,被动活动时无疼痛,左侧肢体肌张力接近正常。

3. 站立平衡 3 级,患者可独立行走和上下楼梯,日常生活自理。

出院建议:

1. 鼓励患者坚持使用左侧肢体参与日常生活活动,保持良好的使用习惯。

2. 在保护的情况下,每天保持适当的综合功能训练,以维持及提高步行能力和协调能力,避免异常运动模式。

3. 不适随诊。

治疗师签名:刘 ××

四、治疗处方

PT 处方

病案号：×××××

姓名　王××　　　性别　男　　　年龄　71 岁　　　病房　5　　　床号　10

诊断(疾病)：脑出血恢复期 - 左侧偏瘫　　　　　　PT 师：刘 ××

病历摘要：

2016 年 7 月突发左侧偏瘫，当时神清。头部 CT 报告"右基底节出血"，目前左侧肢体活动受限。

既往史：高血压病史 10 余年。

主要问题：

1. 左肩关节半脱位伴疼痛、活动受限。

2. 左侧肢体运动功能障碍，左足下垂、内翻明显，立位平衡差。

3. 左侧偏身浅、深感觉减退。

4. 行走障碍。

运动疗法：

1. 关节运动范围维持、扩大训练：被动关节活动训练，每日 2 次，每次 10min；双手握手上举，每日多次，每次 3~5 组，每组 20 个。

2. 起立训练(倾斜床、肋木)：电动起立床每天 1 次，每次 30min；肋木下起立训练每日 2 次，每次 5~10min。

3. 平衡训练：立位平衡训练，每日 2 次，每次 5~10min。

4. 平行杠内训练：平衡杠内辅助下站立及步行训练，每日 2 次，每次 10min。

5. 神经生理学疗法：每日 1~2 次，每次 20min。

目的及注意事项：

诱发左侧肢体分离运动出现，扩大关节运动范围，改善平衡能力，为步行训练打好基础。训练中防止跌倒。

医师签名：张 ××

日期：2016 年 10 月 10 日

第二节　康复医学科门诊、治疗室工作常规

一、门诊接诊工作常规

康复医学科门诊医师接受门诊或转诊患者，应认真询问病史、进行相应的体格检查、必要的实验室检查和影像学检查，经过分析作出明确诊断后，确定康复治疗方案。按上述的步骤在门诊病历上书写和记录，包括处置方法和本科治疗项目。然后填写治疗单、治疗证，请患者交费后到相关治疗室进行治疗。需要住院的患者予以办理相关手续收入病房。对不适宜进行本科治疗的患者应介绍可就诊的其他相关科室。

康复医学科门诊也可以接受临床各科医师确诊后需要进行康复治疗的患者，一般由该科医师在门诊病历上写明诊断和转诊意见，嘱患者挂号后到康复医学科就诊，经康复医学科医师接诊作相应的检诊后，确定康复治疗方案后到相应治疗室治疗等，步骤同上。

门诊患者若中途停止治疗 1 周以上，须经本科医师复查，确定是否按原方案或重新制订治疗方案进行治疗。

治疗师接到治疗单后作出相应的记录，具体安排治疗时间，给患者进行治疗。

疗程完成后，治疗师应对治疗效果进行初步的评定，并请患者到本科门诊医师复查，以决定是否继续进行治疗。

本科医师应对接受治疗的患者定期复查,了解治疗效果及病情变化等,修改治疗方案,并将复查情况作出记录。

二、治疗室工作常规

1. 治疗师按时上班,做好开诊前准备工作,如备好评定或治疗用的仪器设备、电极、衬垫、用具与材料,打开设备的预热开关等。

2. 治疗前检查机器电源是否正常,电流表和各输出旋钮是否处于零位,输出导线有无破损。

3. 治疗前应仔细核对患者姓名、治疗种类、方法、部位、剂量,按照医嘱及治疗要求进行治疗,并向患者交代治疗中应有的感觉反应及注意事项,治疗过程中注意观察患者反应,理疗过程中经常巡视、了解情况,发现问题及时处理。

4. 小儿治疗注意事项:

(1) 消除患儿恐惧心理,使患儿安静,取得合作,必要时先示范诱导。

(2) 电极大小适宜,并用固定带或绷带固定。

(3) 操作细致,注意患儿表情。

(4) 小儿治疗剂量略小于成人。

5. 严格执行各种治疗操作常规,防止医疗事故或医疗差错的发生。

6. 患者治疗结束后,作好各种治疗记录。

7. 工作完毕、下班前,应关好仪器设备,切断电源,并注意关好门窗、水电等设施。

8. 对各种仪器与设备、用品、药品应分工负责管理,定期检查、领取、更换、维修与保养、报废等。

第三节　分层分级管理及转诊

一、分层分级管理

2012 年卫生部印发《"十二五"时期康复医疗工作指导意见》,指出在"十二五"期间要初步建立分层级、分阶段的康复医疗体系,逐步实现患者在综合医院与康复医院、基层医疗卫生机构间的分级医疗、双向转诊。明确不同层级康复医疗卫生机构定位,实现分层级医疗、分阶段康复。

（一）分层管理

分层管理包括综合医院的康复医学科管理、康复中心管理、社区管理三层。

1. 康复医学科　为综合医院或专科医院的一个独立的临床科室,设有康复病房、康复治疗室和康复门诊。任务是接受转诊患者,如来自临床各科室和社区的患者,康复门诊还需随访康复病房出院患者。

当急性伤病或术后患者的生命体征稳定时,应及时开展早期康复,所以综合医院的康复医学科其主要工作是开展急性伤病的早期康复。康复医学科一方面将符合指征的患者收入康复医学科病房,另一方面与其他临床科室合作,派出康复医学治疗组到其他科病房开展早期康复。

康复医学科开展评定与治疗,应具有较完善的功能评定设备和功能训练的设施。康复医学科与康复医疗中心、社区卫生服务中心建立起康复医学网络,及时把完成早期康复的患者送入康复中心或社区,使患者能继续得到康复服务。

康复医学科既要承担教学、科研的各项任务,还要负责指导和培训康复医疗中心和社区卫生服务中心的康复医学工作人员。

2. 康复中心　为一独立的康复治疗机构,设有康复病床,附属有康复医学门诊部。康复中心一般建于自然条件较好的地方,康复设施较完善,包括系统的功能测试设备、康复治疗设备和各种康复治疗室。由康复师、有关学科的临床医师、物理治疗师、作业治疗师、心理治疗师、言语治疗师、康复工程技术人员等组成康复治疗组,为患者进行临床诊断,功能评定,制订康复计划,进行综合的康复治疗。部分康复医疗中心也承担康复医学的教学和科研任务。

　　康复中心可以综合性的兼收各科康复患者,也可以是专科性的,如脑瘫康复中心、骨科康复中心、脑血管康复中心、心肺疾病康复中心、脊髓损伤康复中心、精神病康复中心等。

　　康复中心与综合医院各临床科室和社区卫生服务中心有紧密的合作和联系。其绝大多数康复住院患者来自这些综合医院,一小部分患者来自社区卫生服务中心。

　　3. 社区康复　社区是指患者居住地区,如农村的乡镇、村二级地区,城市中的街道、居委会。社区康复是指"在社区的层面上采取的康复措施,这些措施是利用和依靠社区的人力资源而实施的,包括依靠有病损、弱能、残障的人员本身,以及他们所在的家庭和社区。"无论是综合医院或是康复医疗中心出院的患者,仍有相当一部分需要社区层次的康复机构继续治疗。

(二) 分级康复

　　分级康复包括一级康复、二级康复、三级康复。

　　1. 一级康复——疾病的早期康复　一级康复是指患者早期在医院急诊室或相关科室的常规治疗及早期康复治疗。例如,脑卒中发病后急性期康复治疗按治疗指南进行,在急性期预防脑卒中再发和并发症是最重要的,鼓励患者建立信心,重新开始自理活动。初期评定侧重于病情严重程度的评价、并发症的评价和预防、功能残疾的评价等。

　　早期康复多在发病后 2 周以内开始。如脑卒中患者卧床期,应进行关节被动活动,良姿位摆放,保持早期床边坐位和坐位平衡训练。治疗后如果患者能够痊愈,或者出院后只需要康复指导,可在家庭或社区进行康复训练。当患者生活自理困难,日常生活大部分需要其他人帮助时,或者出院后得不到康复指导或社区康复训练,建议患者转移至康复医学科或专门的康复中心继续进行康复。图 8-1 即为以脑卒中为例的一级康复。

　　2. 二级康复——恢复期的康复　二级康复一般在综合医院的康复医学科或康复中心进行。患者转入综合医院的康复医学科或康复中心后,最初由康复医生采集病史,对患者进行全身检查和功能评定,对运动、感觉、交流、认知、ADL 等进行筛查。依据筛查结果,决定康复小组成员。康复小组成员各

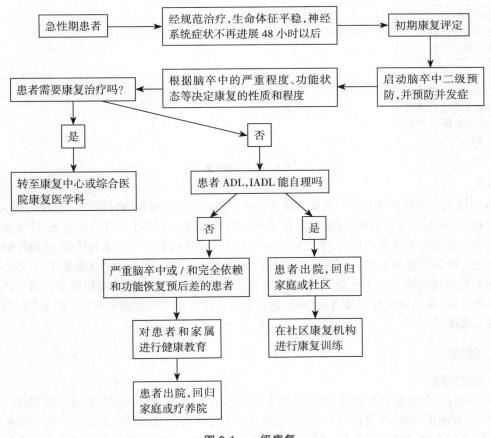

图 8-1　一级康复

行其责,对患者进行评定,然后召开康复小组评定会,根据患者的整体情况制订康复计划,并开始实施治疗。如脑卒中患者二级康复的训练内容主要是坐位平衡、体位转移、重心转移、跨步、日常生活能力(进食、更衣、排泄等)以及全身协调性训练、站位平衡、实用步行、手杖使用及上下楼梯等。经过一段时间的功能训练,再次对患者进行康复效果评价。如果效果不好,要查找原因,以便决定下一步措施。如果患者治疗有效且已为回归社区做好了准备,可进入社区进行康复。如果仍不能回归社区,建议继续住院康复治疗。图 8-2 即为以脑卒中为例的二级康复。

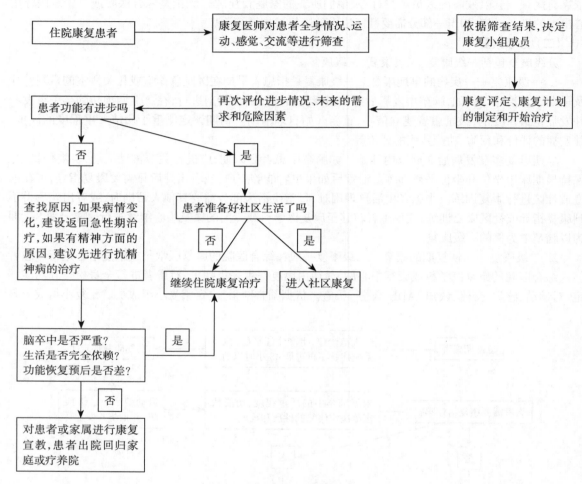

图 8-2 二级康复

3. 三级康复——社区康复 三级康复是指在社区或家庭中的继续康复治疗。患者经过一段时间专业康复后,如果可以进行社区生活,就可以考虑让患者出院。在条件允许的情况下,社区康复医生应亲自参加专业康复后的末期评价,康复医生应对患者诊治经过有一个总结和评价,明确出院后的康复治疗计划。社区康复医生在二级康复的基础上,根据患者居住环境条件制订康复计划,并负责实施治疗。如果患者功能恢复到平台期,可以让患者在家中进行常规的锻炼以维持功能。如果患者功能仍有改善的空间,建议再次评价患者的功能,制订新的康复计划并继续康复治疗。图 8-3 即为以脑卒中为例的三级康复。

二、转诊

(一) 转诊流程

我国正在建立的分级诊疗制度,既要发挥大医院作用,也要重视社区卫生服务的重要性。要做到小病在社区,大病进医院,康复回社区,这就需要建立方便可行的双向转诊制度。三级甲等医院作为社区卫生服务中心的对口支援单位,应建立双向转诊制度,并为社区康复提供技术支持。在三甲医院

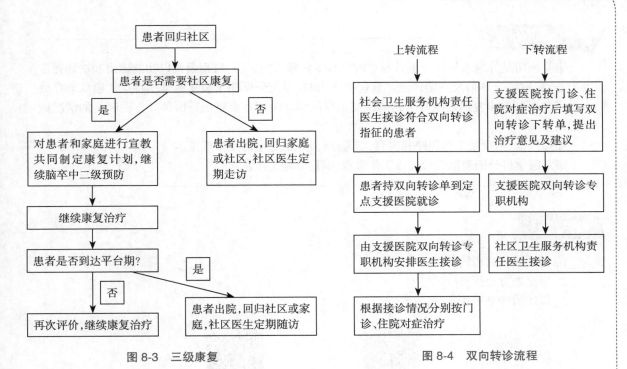

图 8-3　三级康复　　　　　　　　　　　　　图 8-4　双向转诊流程

经过康复治疗的患者能够及时转回社区康复中心,得到有效的后续康复治疗,同时社区中心的疑难康复患者也能够及时转诊至三甲医院进行有效治疗。医院和社区医疗康复双向转诊流程见图 8-4。三级甲等医院康复医学科派遣康复专家到对口社区中心出诊、指导工作,根据需要派有关专家会诊讲课,免费接受该社区中心的康复医护人员进修和参加业务学习,使他们的理论知识和实践技能有所提高,增强信心,在社区康复中发挥应有的作用。

(二) 转诊中所涉及的问题

1. 提高居民的社区康复意识　许多居民不愿意到社区进行康复,其中部分原因是他们对于康复医疗服务的认知程度不高,所以应扩大宣传以提高社区康复的知晓率。

各社区中心和社区卫生服务站要充分利用宣传日,请有关专家在辖区进行宣传,开展相关康复知识讲座,如脑卒中、骨关节病等常见疾病防治。利用居民健康教育大课堂,向居民讲授脑卒中的康复治疗、腰痛的康复治疗、骨性关节炎的自我保健等相关内容,并发放健康教育宣传材料。各社区站定期进行康复健康教育课,内容包括康复器材的使用、脑卒中恢复期的康复、肢体的摆放、腰痛的康复训练、颈椎病的康复训练、脑卒中的康复及预防等。

2. 康复网络信息共享平台不可缺少　在社区康复的发展过程中,网络信息化的快速发展起到了重要的推动作用。康复网络信息共享平台既便于各社区卫生服务中心和社区卫生服务站对辖区内的患者进行疾病分类管理、流行病学调查、健康宣教等,同时也可以进行各康复医疗机构之间的实时信息交流、远程会诊、疑难病例讨论等,为快速地进行疾病的诊断及制订合理的治疗方案、提高专业人员的知识水平以及双向转诊创造了便利条件。

在信息共享平台开展的同时,还应当开设健康咨询平台,由相关专业人员与患者进行互动交流。这样可以有效简化患者的就诊程序,减少患者转移至大医院的交通成本,提高便利性,减低医疗费用,特别是对于生活在农村地区的有康复需求的人群尤为重要,可以让人群获得有用的健康相关知识,加强自我管理。

(金翊思)

本章小结

　　康复病历是针对康复治疗患者建立的具有专科特点的病历,特别强调以功能障碍和功能评定为中心,注重综合评估及三期评定。其病历的书写,要充分反映出康复医学的特点。康复治疗处方是康复医师向康复治疗技师下达的康复治疗医嘱。治疗师要将执行医师处方医嘱后的情况做好记录。

　　加强门诊、治疗室工作程序和内容,需遵守门诊、治疗室的工作规范。

　　康复医学科分别遵循门诊接诊工作常规、病房管理工作常规。

思考题

1. 简述康复病历的特点。
2. 康复处方包括哪些内容?
3. 简述治疗室工作常规。

扫一扫,测一测

思路解析

学习目标

1. 掌握临床科学研究的方法与基本内容、医学伦理学原则。

2. 熟悉临床科学研究设计的基本类型、文献综述、研究论文、科研计划书的撰写方法、人体实验中的伦理原则。

3. 了解临床科学研究设计的基本步骤、目的、原则,卫生经济学临床评价的基本步骤,循证医学的概念及方法。

4. 具有基本科研思维与素养,能开展初步的科研设计,能撰写康复方面的文献综述、研究论文等相关资料。

5. 能在临床实践中遵循医学伦理学原则,能运用循证医学方法指导临床,能进行初步的卫生经济学临床评价。

第一节　概　　述

科学研究是指为了认识客观事物的内在本质和运动规律而利用科研手段、设备和装备,进行的调查研究、实验、试制等一系列的实践活动,为创造发明新产品、新技术提供理论依据,为归纳总结新理论提供实践依据。

科学研究的基本任务就是探索、认识未知,是一个解决问题或矛盾的全过程。根据研究工作的目的、任务和方法的不同,科学研究通常划分为以下三种类型。①基础研究:是对新理论、新原理的探讨,目的在于发现新的科学领域,为新的技术发明和创造提供理论前提。②应用研究:是把基础研究发现的新理论应用于特定目标的研究,它是基础研究的继续,目的在于为基础研究的成果开辟具体的应用途径,使之转化为实用技术。③开发研究:又称发展研究,是把基础研究、应用研究应用于生产实践的研究,是科学转化为生产力的中心环节。以上三种研究互相补充、互相促进,并可互相转化。基础研究是应用研究的基础,应用研究是基础研究的应用。应用、开发研究不仅是对基础研究成果的进一步延续和证实,而且反过来又促进基础研究的发展。

康复医学是一门具有独立内容、体系规范、医教研全面高度发展、社会需求不断增加、在医学领域举足轻重的一门应用性很强的临床学科。它对其他临床学科具有一定的完善和延续作用,是将各种疾患导致的功能障碍降至最低限的保证。因此,康复医学科学研究属于临床医学科学研究范畴。

临床医学科学研究是科学研究的一部分,它是研究人体正常生理、病理、健康和疾病的科学。其任务是揭示人类生命本质与疾病发生、发展的现象和机制,认识人和环境的相互关系、健康与疾病相互关系的客观规律。微观角度,它主要是应用基础医学的理论和方法,借助精密仪器和设备,从生理、生化、病理、免疫、分子生物学和药理等方面阐明疾病的发生、发展和转归的规律,它的研究对象可以是人,但大多数情况下是应用实验动物,在标准控制良好的情况下探索疾病的各种机制及防治方法,并进行深入的理论探讨与科学总结。宏观而言,则是更直接面对患者或健康人群解决临床工作中遇到的实际问题,它研究的对象是人,难以完全控制在统一的标准状态,需要在伦理学、临床实际允许的前提下,科学严谨地设计,其研究结果对临床实践有更直接的指导意义。

一、康复医学科学研究任务

康复医学科学研究的主要任务是发现和验证疾病和亚健康状态的病因或危险因素及其发生机制;明确各种临床诊断和评价方法的可靠性和准确性;验证比较各种治疗措施与救治方法的效果;分析疾病预后的影响因素,制订各种临床治疗对策方案;分析医疗成本及效益;探讨临床科学研究中的伦理学问题等。

二、康复医学科学研究意义

康复医学科学研究的最终目的是延长患者的预期寿命,提高人类个体和群体的健康水平和生存质量。通过康复医学科学研究,提高康复医学工作者临床诊断、功能评价和治疗技术水平,提升康复医疗工作质量。康复医学科学研究是验证各种疾病发病学假设、学说、诊断方法准确性与治疗技术有效性、安全性的必由之路,是临床实践的重要环节。

三、康复医学科学研究的方法与基本内容

临床医学科学研究方法适用于康复医学科学研究方法。它主要包括临床流行病学、卫生统计学、卫生经济学、决策理论、医学伦理学和循证医学等。

（一）临床科学研究的方法

临床科学研究的方法种类繁多,涉及的具体方法在不同的医学学科领域千差万别。临床科学研究最常用的方法主要有观察法、实验法和理论研究法。其中,观察法和实验法是从事临床科学研究、收集信息资料的基本方法,而理论研究法则是对既往医学研究已积累成果的再研究,通过综合、分析、归纳及升华,从而得出新结论的研究过程。

（二）临床科学研究方法的基本内容

临床科学研究方法的基本内容主要有科研的设计、测量和评价(design,measurement and evaluation, DME),是把流行病学、统计学、经济学、决策论等多学科的理论与方法运用于临床研究,通过开展设计良好的研究并获得质量可靠的结论来指导临床实践。DME是在流行病学的基础上发展而来的。

1. 科研设计　是科学研究的前提。科学研究围绕研究目的,从立题到结论,始终贯穿着设计,包括提出问题(选题)、确定目标、选择实验对象与病例、确定标准基线、分组设盲、干预安排、观察随访、制订表格、收集数据、统计分析、结果判断、质量控制等,都要有系统、全面、科学、合理的计划安排与管理,以保证研究按时保质进行,使结果能阐明或解决所提出的问题。不同的研究有不同的设计方式和特点。目前,临床科研设计主要有临床观察研究设计、临床实验研究设计、病因研究设计、诊断方法研究设计、临床疗效研究设计、预后研究设计、动物实验设计等。临床研究设计大致需经历以下四个相互关联的环节,并始终在质量控制中进行:

（1）选题:选题是科研工作的起点,它决定着科研工作的主攻方向和目标,规定着应采取的研究方法和途径。在临床科研的范畴内,应用研究是以维持健康、防治疾病为目的,以个例病患为对象,解决具体诊断、治疗、康复等问题,或以疾病群体为对象,探索疾病的预防、控制、保健等工作;开发研究是运用基础研究和应用研究的成果,研究用于诊断、治疗、康复、预防的新产品、新材料、新方法,是科技成果转化为现实生产力的重要途径。科学选题通常要在大量的理论学习、文献阅读和实践观察中萌发,通过预试验确定拟定的研究思路是否正确可行、具有创新性。

（2）建立研究假设:研究假设是研究者根据经验事实和科学理论,对所研究的问题的规律或原因作出的一种推测性论断和假定性解释,是在进行研究之前预先设想的、暂定的理论或预期研究结果。简单地说,即研究问题的暂时答案,主要分为描述性假设、解释性假设、预测性假设、内容性假设。科

学假设一般是在前期选题过程中,通过文献阅读、临床实践、实验观察或总结某一专题、项目后提出的需要科学研究验证的内容。建立研究假设直接为进一步研究方案的制订与实施提出了具体要求,即研究者确立的研究目标。

(3) 制订研究方案:研究方案是依据研究目的和实验假设而详细编制成的"施工图",是临床科学研究中最具体、最细致的工作,是能否有效验证假设、保证课题研究步骤有序化、实现研究目标的根本。制订研究方案既要考虑到受试者选取的随机性、试验方法选取的可操作性、技术指标的有效性、研究步骤的可行性,还要兼顾到研究资料所得数据处理和统计分析的合理性和可执行性。通过这些工作,实现有的放矢地验证假设的目的。同时,研究方案要在伦理学许可的范围内尽量采取盲法、随机对照研究,以增加研究结果的客观可信度。制订研究方案要尽可能细致,使研究进展更顺畅,得出研究结果的可能性也更高。但在临床科学研究过程中,研究方案并不是一成不变的。如果在实施方案过程中出现一些预料不到的特殊情况而影响临床研究的正常开展,就必须及时地对方案进行必要的修正。

(4) 研究数据统计:数据处理和分析方法的选择和运用直接关系到科学研究结果是否真实、可信,关系到对研究假设作出肯定或否定的结论。无论是试验性、调查性还是文献荟萃分析性的研究课题,不用统计学处理或统计学处理运用得不合适,其所得结果和结论都是难以令人信服的,甚至会得出错误的结果和结论。在临床科学研究中,不同变量或资料应选用相应的统计检验方法,在遵循"随机、对照、盲法、重复"四大原则的前提下,根据研究目的、资料类型和数据分布、设计方案、样本含量大小等选择统计检验方法。

(5) 科研质量控制:科学研究的复杂性决定了在研究过程的各个环节不可避免地存在着各种误差的干扰,实验设计的重要任务是采取各种有效措施控制这些误差,使所要研究因素的效果真正体现出来。误差泛指实际测量到的数值与真实的应该得到的真值之差。误差包括随机误差和系统误差两类。随机误差常来源于研究对象的选择过程,即抽样过程,是一类不恒定的、随机变化的误差,如随机抽样误差,是难以避免的,但可用统计学方法来估计(如增大样本含量可减少偏倚)。随机误差没有固定方向和固定大小,一般呈正态分布。系统误差来自于对象选取、测量和统计分析等的方法学缺陷,有固定方向和固定大小的误差,是因研究设计或实施过程不恰当或结果分析错误所致,也称为偏倚,可以通过仔细认真了解规律而避免。偏倚多发生于科研的设计阶段,研究者应充分了解、掌握该项研究工作中偏倚的来源,在设计中尽量避免。科学研究要通过筛选受试者、设置对照组、随机实验分组、操作方法的标准化、操作人员技术控制、设备校正、数据效验等措施尽可能地将误差降到最低程度,以确保研究结果的信度和效度。

2. 测量 临床科学研究中测量包括可以客观明确计数、计量的指标。如人体长度、围度、体重、体脂含量等人体形态指标,体温、心率、血压、肺活量、关节活动度等功能指标,肝功、肾功、血脂、血糖等代谢指标。也有难以精确计量的指标,如各种症状、各种功能活动描述,在康复医学研究中这样的指标尤为多见,如肌力分级、肌张力分级等。如何使不同的研究者关于同一症状或功能活动状态的描述具有可比性,以便对其研究结果进行对比分析,是应用该类测量指标要解决的首要问题。目前通常是将这类指标采取等级法或计分半定量法进行统一。等级法和计分半定量法的基本要求是定义各等级或不同分值的量及临床意义,然后在应用于较大样本研究的基础上,来确定分级或计分半定量测量指标的可靠性、有效性和便捷性,总结出标准化分级或分级量表,供康复医学临床研究应用,如呼吸功能评定的主观症状6级制、平衡功能评定的Fugl-Meyer平衡量表、功能独立性评定(FIM)量表等。相对于能够精确测量的指标而言,这些指标也称为模糊指标。在临床科学研究测定指标的选取中通常是精确指标与模糊指标结合运用,以便更真实地反映临床实际,有针对性地解决临床问题。测量指标选择的最重要原则是测量结果的真实性、可靠性、可重复性,为研究提供最可靠的测量数据。通过对各类试验资料、数据的采集、整理、分析,得出研究结果,并对研究结果进行归纳、总结,推导出概括性的研究发现,形成科研结论,验证或推翻研究假设。

3. 评价 是围绕研究设计最初设定的公关目标,以公正的态度,采取科学的评价方法对科学研究设计、测量、结论的可信性、有效性、应用前景和成本效益进行衡量和评估。而临床科研评价是指运用科学的方法制定出一定的标准,并运用这些标准去评价各种临床科研活动,如评价临床诊疗方法的准确性、灵敏性、可信性和科学性,以便证实科研结果的价值。评价是给予整个研究方案及研究结论以肯定、改进或否定的评判,是临床科研工作中的重要环节,为研究成果的理论意义或实践价值提供可靠依据。

第二节　临床科学研究设计

一、临床科学研究设计的基本步骤

(一) 确定科研主题

首先要选择研究范围,研究者应在自己熟悉或感兴趣的范围内,选择研究主题。研究主题必须对促进临床学科发展有理论或现实意义,这是立题的前提与核心。选题要遵循创新性、科学性、实用性、可行性原则。

(二) 制订科研计划

科研计划的制订主要是为保证研究结果的获得,科研计划的主要内容有:

1. 目的与意义　即科研选题的依据及研究的意义与重要性。研究目的要用最简洁、醒目的文字列出。

2. 研究方法　研究和实验方法、技术路线是达到研究目的的手段,它在一定程度上反映研究者的学术水平和技术水平。主要包括方法简介、基本条件、测定指标和偏倚的控制等。

3. 研究进度　计划进度在医学科研的内容、方法和指标确定后,根据工作量的大小和实验流程的需要来安排。计划进度既要紧凑,又要留有机动的余地。

(三) 实施科研计划

实施阶段要按照科研设计方案进行观察和实验,科学研究方案可分为描述性设计、观察性设计和实验性设计。描述性设计是一种没有对照或仅有历史(潜在)对照的设计方案,如临床病例报告、临床分析、未设对照的治疗、诊断报告及疾病自然史的描述等均是此类研究。描述性研究常是许多研究的起步阶段,是必要而相对浅显的研究。观察性设计较描述性设计的分组和项目更多、更细致、更规范,但也存在探究机制不深入,随机、对照、盲法不完善的问题。这两种方法在临床上最容易实现,应用最广。实验性设计是医学科研设计中论证强度最高的一种。从理论上讲,一切医学研究都必须经人体的试验验证才能得出确切的结果。实验性设计与其他类型设计的主要区别是,实验性设计中人为地施加了多项干预措施,其中前瞻性随机对照双盲研究最为理想。

(四) 资料处理、整理与分析

资料处理是对观察与实验中所收集到的大量数据资料进行科学加工,为最后的理论分析和科学总结奠定基础。凡是与研究目的相关联的正反两方面资料都应当选取。在对各种数据资料的整理中,应依据科研设计正确选用统计学方法,并就各种偏倚对研究结果的影响作出统计学的估价。资料分析是正确区分研究资料的性质,选择适当统计方法进行分析处理,从而得出正确的统计结果,再结合临床实践确定实验资料的价值。

(五) 研究成果总结与推广

医学研究完成后应进行科研总结,并撰写研究成果论文,及时推广科研成果,为广大医务工作者和科研人员服务,促进医学科学技术的不断发展,为防病治病、促进健康服务。

二、实验设计的目的和基本原则

(一) 实验设计的目的

实验设计包括一系列有意图性的对过程要素进行改变及其效果观测,对这些结果进行统计分析,以确定过程变异之间的关系,从而改变这一过程。其目的是保证实验在认识过程中的作用得到充分的发挥,纯化、简化实验条件,使之在人为控制因素的干预下突出实验研究条件,探讨某单一因子在各种效应中的作用,以最经济有效的方法获得较为准确客观的结果。

(二) 实验设计的基本原则

1. 对照原则　在确定接受处理因素的实验组时,应同时设立对照组,即将两个基本条件均衡的组群给予"干预"和"不干预",或不同"干预"处理,并将两组结果进行比较,得出"干预条件"下的处理效应差别,从而说明实验研究因素的作用。只有正确地设立了对照,才能平衡非处理因素对实验结果的影响,从而把处理因素的效应充分暴露出来,这是控制各种混杂因素的基本措施,能够有效地对复杂系统逐一进行分析研究,减少实验误差,提供更令人信服的结果。

2. 随机化原则　就是每一个受试对象都有同等的机会被分配到任何一个组群去,分组结果不受人为因素的干扰和影响。实验设计中必须遵循随机化原则,这是确保实验中非处理因素均衡一致的重要手段,保证了实验研究的客观性和合理性。

3. 重复原则　所谓"重复",就是实验要有足够的样本含量,即实验设计中应有合理有效的样本数量,既不浪费人力、物力和时间,又能排除实验误差的影响。重复是消除非处理因素影响的重要手段之一。

三、实验设计的基本方法

(一) 确定合理的样本量

根据实验假设所提出的实验结果的可信度确定样本量。此外一般情况下,依据先前同类实验或本研究预实验中取得的样本方差值做出均匀性好坏估计,再进一步确定样本量。符合科学研究项目组所能承担的人力、物力和时间要求的样本量,并能解决实验问题,获得预期研究结果的样本量,即合理的样本量估算。

(二) 设置合适的实验对照

设置对照对实验研究至关重要,而对照的原则就是使之与实验组条件均衡,使处理因素的作用从众多可能影响实验结果的因素中凸显出来。常采用的对照方式有:

1. 空白对照　是指对照组不施加任何处理因素。如观察药物治疗普通感冒的效果,试验组服药,而对照组不服药,也不接受其他治疗。采用此对照的前提是对照组不接受处理,不影响预后。

2. 安慰剂对照　安慰剂是不含活性药物的制剂,将其加工成大小、形状、颜色等均与实验药物相同制剂,针剂常用生理盐水。目的是使病人无法辩认,以消除心理因素对实验结果的影响,便于盲法实验。

3. 标准对照　也称阳性对照。目前绝大多数疾病在临床均有效果确切的治疗方法,所以在设立对照时必须选择公认的、效果好的方法作为标准对照。如与效果较差的疗法或安慰剂比较,其"好"的结果并不说明新疗法在临床有更高的应用价值。

4. 双模拟对照　若两组的剂型不同,但又要双盲,这时可用双模拟对照,实际上是同时使用不同制剂的标准对照和安慰剂对照。如试验药为片剂,对照药为针剂,在实验过程中可以设计试验组为新药片剂加安慰剂注射,对照组为安慰剂片剂加对照药注射,这样每组的受试者均接受了口服和注射两种给药方法,以实现双盲原则。

(三) 随机化设计

在实验设计中遵循随机化原则是非常重要的。抽样和随机化分组的方法很多,主要有:

1. 完全随机分组方法　是对研究对象直接进行随机分组,常通过掷硬币、随机数字表或计算机产生随机数来进行随机化,在事先或者实施过程中不作任何限制和干预或调整。

2. 限制性随机化　为将随机加以约束,使各处理组的分配更加平衡,满足研究要求。在一个区间内包含一个预定的处理分组数目和比例。

3. 分层随机化　首先根据研究对象进入实验时某些重要的临床特征或危险因素分层(如年龄、性别、病情、疾病分期等),然后在每一层内进行随机分组,最后分别合并为实验组和对照组。

4. 分层区组随机化　多中心临床实验中普遍采用的方法是以中心分层,然后在各中心内进行区组随机化。此法是将区组随机化和分层随机化相结合的一种随机化方法,相对来说是一种比较理想的随机化方法。

5. 动态随机化　是指在临床实验的过程中每例患者分到各组的概率不是固定不变的,而是根据一定的条件进行调整的方法。它能有效地保证各实验组间例数和某些重要的非处理因素接近一致。

上述随机确定实验分组的具体操作最多用的是随机数字表方法,可在统计学教科书和电脑软件上查到。

四、临床科学研究设计基本类型

(一)无对照的病例观察性研究

无对照的临床研究是对一个研究个体或者一组研究群体的详细临床资料或病史记录进行分析的观察性研究,其目的是探讨观察效应与特定的环境暴露因素之间的关联关系。常见的有两种类型:病例系列研究和单个病例研究。适用于新发病、罕见病、特殊病或者研究周期较长的疾病的危险因素、预后、疾病演变(自然史)等问题的研究。

(二)实用性随机对照试验

实用性随机对照试验也称"实效型"或"实用型"随机对照试验。主要观察两种待比较的临床干预措施或方案之间的总体效应差异,研究在实际临床实践条件下进行,并尽可能减少对常规治疗的干预,以期最好地反映治疗方法在实际应用中可能出现的临床反应。主要用于各种慢性疾病、神经精神类疾病、复杂性干预措施和医疗服务效果的研究。中医药临床疗效研究适合开展实用性随机对照试验。

(三)队列研究

队列研究是将一个范围明确的被观察的人群按其自身是否暴露于可能的致病因素或危险因素,自然形成暴露组与非暴露组,研究者对观察人群的暴露因素,既不能随机分配,也不能加以控制。随访一段时期或数年后,分别确定两个群体中发生目标疾病的病例或某种不良反应的例数,并对其差别进行比较。适用于探索病因和干预措施的不良反应,检验病因假设,评估医疗卫生服务管理或组织方式改革的效果,研究疾病自然史等。

(四)随机对照研究

随机对照研究采用随机分配方法,将合格研究对象分为试验组和对照组,然后接受相应的试验措施,在一致的条件下或环境中同步进行研究和观察试验效应,并用客观的效应指标对试验结果进行科学的衡量和评价。最常用于治疗性或预防性研究,借以探讨某一干预措施(如药物、治疗方案、筛查方法等)的确切疗效,为正确的医疗决策提供科学依据。

(五)非随机同期对照研究

非随机同期对照研究也称为非随机对照试验、非随机分组的平行对照试验,实验不按随机方法进行分组,而由研究者、被研究者或病人家属的意愿确定分组。各组同时开展研究,随访时间与疗效判定相同。

(六)交叉对照研究

交叉对照研究是对两组受试者使用两种不同的处理措施,然后互相交换处理措施,最后将结果进行对照比较的设计方法。适用于治疗性试验。所研究的疾病应当是慢性病,且患者处在稳定期;所研究的药物起效快,药物的疗效需在处理期内完全发挥出来,且治疗结束后患者迅速回到治疗前状态。如果反应是不可逆的(治愈、死亡),则不适用。

(王丽岩)

第三节　临床科学研究中的伦理问题

医学伦理学(medical ethics)是运用伦理学的理论、方法研究医学领域中人与人、人与社会、人与自然关系的道德问题的一门学科。它是医学的一个重要组成部分,又是伦理学的一个分支。

医学科学研究(medical research)是用实验研究、临床观察、现场调查等方法揭示疾病的发生、发展的客观过程,探索战胜疾病、增进人们身心健康的途径和方法。其目的在于认识和揭示医学领域内客观对象的本质和运动规律,临床科学研究属于医学科学研究的范畴。

一、医学伦理学原则

医学伦理学主要研究医学伦理的基本原则、规范、作用及发展规律,医务人员与病人之间的关系(医患关系),医护人员之间的关系(医护关系),卫生部门与社会之间的关系。医学伦理学原则是指反映某一医学发展阶段及特定社会背景之中的医学道德的基本精神,是在调节各种医学道德关系时都须遵循的根本准则和最高要求。医学伦理学原则主要有以下四个方面。

(一) 不伤害原则

不伤害原则是指在医学服务中不使病人受到不应有的伤害。不伤害原则具有相对性,临床上的许多诊治措施具有双重效应,一些检查和治疗即使符合适应证,也会给病人带来不同程度的生理或心理的伤害。如化疗虽能抑制肿瘤,但对造血和免疫系统会产生不良影响。如果诊疗行为的有害效应并不是直接的、有意的,而是间接的、可预见的,就符合不伤害原则。如当妊娠危及胎儿母亲的生命时,可进行人工流产或引产,挽救母亲的生命是直接的、有益的,而胎儿死亡是间接的、可预见的,此时的人工流产或引产就符合不伤害原则。

不伤害原则对医学工作者的具体要求是:医疗中以病人为中心,杜绝有意识的责任伤害;恪尽职守,防范无意但却可知的伤害以及意外伤害的出现,不给病人造成本可避免的损失;经过风险与治疗、伤害与受益的比较评价,选择最佳诊治方案,把不可避免但可控的伤害控制在最低限度之内。

(二) 有利原则

有利原则是指在医学服务过程中医务人员要把有利于病人健康放在第一位,切实为病人谋利益,以保护病人利益、促进病人健康、增进其幸福为目的。

中国很早就提出医乃仁术的行医准则。唐代孙思邈著有《千金方》,书中"大医习业"与"大医精诚"两篇专论医德,要求医者做到:对患者不分贵贱贫富,要一视同仁,要有高度的责任感和同情心,全力救护,这是最早的医学道德观念的精髓。希腊名医希波克拉底也在《希波克拉底誓言》中明确提出并阐明了"为病家谋利益"的行医信条。到了现代,有利于病人成为医学伦理第一位的、最高的原则。

"有时去治愈,常常去帮助,总是去安慰。"有利原则具体体现在:在医疗服务过程中关心病人的利益,包括病人的客观利益(止痛、康复、治愈、救死扶伤、节省医疗费用等)和主观利益(正当的心理学需求和社会学需求的满足等);医疗服务要尽力使病人受益,努力预防或减少难以避免的伤害,解除由疾病引起的疼痛,预防疾病和损伤,促进和维持健康;对医疗措施全面权衡,选择受益最大、伤害最小的治疗方案。

(三) 尊重原则

尊重原则是指在医疗活动中医务人员要尊重病人及家属。

1. 尊重患者的人格　对病人要一视同仁、平等医疗。医疗机构和医务人员对任何病人(包括死去的病人)都应当绝对无条件地尊重其人格尊严,以免因医疗服务态度不当和服务质量不高而造成医患矛盾,引发医疗纠纷。

2. 尊重患者的隐私权　医疗过程中常常接触到病人的某些隐私,医务人员要有保密意识,不应泄露。我国《执业医师法》规定:对病人生理的、心理的及其他隐私,有权要求保密。病历和各项检查报告、资料不经本人同意不能随意公开。

3. 尊重患者的自主权利　这是最重要的。医疗活动中病人有自主知情、自主同意、自主选择等权利。在通常情况下,医务人员要尊重病人及其家属的自主性或自主决定,治疗要经病人知情同意。但有些病人由于年幼、无知、智力低下、精神不正常等,降低了或缺乏自主作出合理决定的能力,医方有权加以抵制、纠正,即可以行使干涉权。实施时,可以根据患方错误决策可能导致的严重后果的不同情况,适当行使劝导、限制、干涉等权力。

尊重原则实现的关键是医患双方相互尊重,这样才能建立良好的医患关系和医疗秩序。

(四) 公正原则

公正原则是指医务人员在医学服务中公平、正直地对待每一位病人。公正原则有两个层次:形式层面的公正,是指对同样的人给予相同的待遇,对不同的人给予不同的待遇;内容层面的公正,是指依据个人的地位、能力、贡献需要等分配相应的负担和收益。当代医疗公正原则要求在基本医疗保健需求上做到绝对公正,即应人人同样享有;在特殊医疗保健需求上做到相对公正,即对有同样条件的病人给予同样满足。

公正原则主要体现在人际交往公正和资源分配公正两个方面。人际交往公正是医生与患者平等交往和对有千差万别的患者一视同仁,即平等待患;资源分配公正要求以公平优先、兼顾效率为基本原则,优化配置和利用医疗卫生资源。

二、人体实验中的伦理原则

临床科学研究如果直接以人体作为受试对象,用人为的实验手段有控制地对受试对象进行观察和研究,就属于人体实验。其受试者既可能是病人,也可能是健康人。人体实验作为临床科学研究的重要手段和必要阶段,涉及的道德问题是临床科研中的特殊问题,临床科研人员要遵循人体实验的伦理原则。

1. 维护受试者利益原则　维护受试者利益是指在人体实验中要保障受试者的身心安全,对人类受试者健康的考虑应优先于科学和社会的利益。无论人体实验程序有多复杂,技术操作难度有多大,要始终把人类健康和维护受试者的利益放在第一位。

2. 科学性原则　一是人体实验必须以动物实验为基础;二是实验设计必须严谨,实验过程要适当。因为动物与人存在着种属的差异,所以人体实验是医学基础理论研究和动物实验之后、常规临床应用之前不可缺少的中间环节。但须注意的是,动物实验的结果不能直接推广应用到人身上;有些疾病是人所特有的,不能用动物来复制疾病模型,对这类疾病的研究,只能做人体实验。人体实验一般包括理论探讨、动物实验、健康人试验和临床病人试验过程。

3. 实验对照原则　人体实验既受实验条件和机体内在状态的制约,也受社会文化、心理、习俗等因素的影响。设置对照组,进行科学对照,是消除偏见、正确判断实验结果客观效应的需要。常用的对照方法有空白对照、实验对照、标准对照、自身对照、相互对照和历史对照等。在进行人体对照实验时,要特别注意对照组和实验组的齐同性和可比性,具体要求:一是采取"随机化"分组;二是注意使用安慰剂对照,排除主观感觉和心理因素等因素对实验结果的影响;三是正确使用双盲法。双盲法要求:受试者经确诊病症不严重;安慰剂应是中性的无效药,暂停传统治疗不至于恶化病情或错过治疗时机;患者要求中断或停用实验药物时应尊重其意见;出现恶化苗头时,应立即停止实验并采取补救措施。

4. 符合医学目的原则　人体实验的目的必须与有利于防治疾病、促进健康的医学目的一致,通过人体实验研究提高诊疗水平,致力于促进医学科学的发展和改善人类生存的环境、造福人类。开展人体实验之前,必须严格审查其是否符合医学目的。

5. 知情同意的原则　知情同意是指向受试者告知试验的各种情况后,受试者自愿确认其同意参加该项临床试验的过程,以签名和注明日期的知情同意书作为文件证明。我国《执业医师法》规定:未经患者或者家属同意,对患者进行实验性临床治疗的,要承担法律责任。患者可在任何时候拒绝或退出实验,决不能影响对患者原有的正常治疗。知情同意是伦理学的基本原则,体现了受试者自主权和人的尊严不可侵犯性。受试者应该处于自由选择的地位,不受任何实力的压制或强迫;在他们对于试验的项目有充分的知识和理解并足以作出肯定决定之前,必须让他们知道试验的性质、期限、目的和可以预料的不便和危险。

6. 伦理审查原则　医学伦理审查是保护受试者利益、维护科研秩序的必要程序。凡进行人体实验时,必须在实验前报请伦理委员会审查批准后才能进行。在实验中还要接受伦理委员会的检查和监督,实验结束后发表论文也要经过伦理委员会的审查,以保证人体实验符合伦理原则。

三、医院伦理委员会

为了指导医院临床、科研伦理问题的解决,预防医患冲突,世界各国都在积极探索解决问题的合适有效的方法。医院伦理委员会是实施医院道德化管理的重要组织形式,它适应了医院改革的需要,适应了保证医患利益的需要,适应了解决生命伦理难题的需要,适应了医院文化性管理加强道德建设的需要,在医院道德化管理中具有重要的作用。医院伦理委员会具有四个方面的功能:

1. 政策研究功能　医院伦理委员会对医院发展的重要决策进行伦理咨询,确保医院的重要决策符合道德要求,符合医疗卫生事业的宗旨,保证医院发展的正确方向。

2. 教育培训功能　医院伦理委员会对医务人员及患者和本地区居民通过讲座、指导自学、案例分析研讨以及进行道德评议等活动方式,开展医学伦理学教育,普及一般的医学伦理知识,提高医学道德意识。

3. 咨询服务功能　医院伦理委员会首先对医患之间的伦理纠纷提供咨询服务,在深入调查研究的基础上,通过与医患双方的沟通交流,提供伦理咨询意见,调解医患关系。比如,对医患交流中的误解、沟通不足的服务态度问题、医患双方对治疗方案的不同意见等提供咨询。其次是对临床治疗措施和特殊技术应用的道德问题提供咨询服务。随着医学的发展,医院伦理委员会将面对更多的生命伦理学问题,如对临终患者处置方案的选择,对极低质量生命的救治与放弃,对器官移植供需双方的利益风险的取舍,对人工生殖技术适用范围的把握等。医学伦理委员会为咨询者提供符合医学伦理原则、有意义有价值的咨询意见,这些意见作为参考但不具有强制性。

4. 审查批准功能　在某些特殊领域,受政府行政部门委托,医院伦理委员会将对某些特殊的医学科研项目、敏感的医疗技术应用实施伦理审查,运用医学伦理原则,对申报的项目履行伦理审查和批准。如在全国各临床药理试验基地成立医学伦理审查委员会,对临床人体实验项目进行严肃的伦理审查,确保人体实验中受试者的利益、权力和人格尊严得到尊重,确保实验的科学性、有益性及对受试者的无伤害性。此外,还有人工辅助生殖技术应用伦理审查委员会等,这些专业伦理审查委员会也融合在医院伦理委员会之内,为确保医学新技术的合理应用和医学发展的正确方向发挥着至关重要的作用。

第四节　卫生经济学评价

一、卫生经济学概念

卫生经济学(health economics)是经济学领域一个分支科学,是研究卫生服务过程中的经济活动和经济关系,揭示其中的经济规律,优化筹集、开发、配置和利用卫生资源,提高卫生服务的社会效益与经济效益的一门学科。它是一门应用经济学,也是我们改革开放以来研究、分析和执行卫生改革及其政策的重要工具。

我国的卫生经济学的研究内容包括:以经济学(包括政治经济学)为理论基础,结合我国卫生事业发展中面临的卫生经济问题,从卫生服务的生产出发,研究卫生服务的生产、消费、交换和分配中的客观经济规律,探讨这些经济规律起作用的条件、形式和特点,以便调整卫生领域的生产关系和经济体制;优化筹集、分配和使用卫生资源,促进卫生事业的发展,更好地满足人民群众的医疗卫生需求,不断增强人民的健康水平。卫生经济学研究中需要解决的基本问题是:在卫生服务提供过程中存在着提供什么样的卫生服务,如何提供卫生服务,以及如何分配卫生服务问题。卫生资源配置的公平与效率是卫生经济学的核心问题。

二、卫生经济学临床评价的基本步骤

卫生经济分析与评价指应用技术经济分析与评价方法,对卫生规划的制订、实施或产生的结果,从卫生资源的投入(卫生服务成本)和卫生资源的产出两个方面进行科学的分析,为政府或卫生部门提供评价和决策的依据,以减少和避免卫生资源浪费,使有限的卫生资源得到合理的配置和有效的利用。简而言之,即通过分析卫生规划的经济效果,对备选方案进行评价和选优。进行卫生经济学评价的核心原则就是比较,即比较每个方案的投入与产出,并且在不同方案之间作出比较,从而得出结论。

卫生经济学评价可以应用于:预防保健领域;评价并比较疾病的各种治疗方案,选择最佳方案;药品研究领域,如药品经济学;技术评估领域;评价并比较各项投资方案并作出决策。

卫生经济分析与评价的基本步骤:

1. 明确目的、确定立场　目标分析是卫生经济分析与评价的首要步骤。在分析评价卫生服务项目或规划时,首先要确定项目或规划所要达到的目标,然后再根据确定的目标而设计方案进行评价。

一个项目或一个方案的目标可以是单一目标,也可以是多元目标。当方案有多个目标时,应该明确目标之间的主次、隶属关系。此外,还应该确定实现目标的具体指标和具体内容。

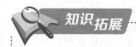

卫生经济学评价的目的

卫生经济学评价的主要目的有:一是论证某项卫生规划或卫生活动实施方案的可行性,如某医院打算购买一台核磁共振,希望 6 年后收回这台机器的成本;二是比较改善同一健康问题的各个方案,如治疗急性单纯性阑尾炎,既可以使用手术疗法,也可以使用药物保守疗法,应经过评价选择适合具体患者的最佳方案;三是比较改善不同健康问题的各个方案,各个卫生规划或卫生活动方案所解决的问题不尽相同,通过卫生经济学评价比较各个方案,可以从经济学的角度确定哪个方案最有意义,最有价值,值得优先实施。

2. 确定各种备选计划或方案,排除明显不可行的方案　当分析目标明确以后,就需要通过调研分析并结合实际情况来设计备选方案,排除明显不可行的方案。有了设计全面、考虑周全的备选方案,同时提出各方案最佳的实施措施以供比较,对合理配置资源、评价与决策具有重要意义。

3. 各个方案投入的测量　卫生经济分析与评价的关键在于测量每个备选方案的投入和产出。方案的投入就是实施这个方案的成本支出,是指为了实施这项方案所耗费的全部人力、物力等卫生资源,要通盘考虑项目、计划以及干预活动整个周期的成本支出。这些成本包括直接成本、间接成本和无形成本,一般用货币表示。

4. 各个方案产出的测量　方案的产出是指通过该方案的实施所获得的成果。产出可以用效果、效益和效用等概念来表示。效果是指相关卫生规划或卫生活动的方案实施后所取得的结果,可能是好的结果,也可能是不好的结果。效益是将相关卫生规划或卫生活动方案实施所获得的有用结果以货币的形式表达。效用是指人们所获得的满足感。在测量产出时,具体要根据方案的特点和目标来选择测量指标。总的来说,对各个卫生规划方案产出的测量,就是测量实施各方案所带来的各种效益。

5. 投入产出分析定量评价　有了备选方案和具体的评价指标,就可以对所有方案进行分析与评估,以选择最优方案。目前,卫生经济分析与评价使用较多的有成本 - 效果分析法、成本 - 效益分析法和成本 - 效用分析法三种方法。

6. 贴现　所谓贴现,通俗的讲就是把未来的成本和收益,通过某个恰当的比率,折算为一个固定时间点(通常是现在)的金额。成本和收益上要充分考虑到时间的影响:一是考虑时间对资金的影响,即资金的时间价值,不同时间发生的等额资金在价值上是有差别的;二是考虑时间对生命的影响,即生命的时间价值,未来一年的生命与现在一年的生命所拥有的价值也是不一样的。因此,在卫生经济学的成本和收益计算中应该把不同年份的金额通过一个贴现率都折现为当前值,然后加总计算。由于贴现率的重要性和容易导致争议,政府和学术界往往会明确的规定贴现率的大小,如常用的 3% 或 5%。

7. 敏感性分析　是一种常用的不确定性分析方法。通过敏感性分析,可以评价改变假设条件或改变在一定范围内的估计值是否会影响结果或结论的稳定性,使研究者重视重要参数对评价结果的影响,尤其确定哪些因素可以影响分析的结论,从而便于对分析结果进行修正,并且在今后的研究中重点考虑这些因素。

当分析评价的资料不足或数据可靠性差,而时间和经费又不允许进一步收集资料时,就需要进行敏感性分析。敏感性是指备选方案的各种因素变化对成果的影响程度。如果某因素小幅度的变动能够带来项目成果较大幅度的变化,就称该因素为项目的敏感性因素;反之,则称为非敏感性因素。敏感性分析的目的在于通过分析与预测影响方案成果的主要因素,找出敏感性因素,并确定其敏感程度,判断方案对不确定因素的承受能力,从而对方案风险的大小进行评估,为投资决策提供依据。

8. 分析与评价　根据投入产出分析的结果及其判别原则,对不同方案进行比较、分析、评价,并结合可行性分析以及政策分析,从多个备选方案中选择一个最佳方案。

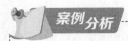

药物治疗效果的卫生经济学临床评价步骤

研究某药物治疗的效果,首先要确定评价的目的和分析的角度,药物治疗是评价的主要目的;确定各种备选方案,比如说进行药物治疗的时候可以采取 A、B、C、D 四个不同的方案;排除明显的不可行的方案,比如 A、B、C、D 四个方案当中 D 方案受条件的限制或者是其他一些资源的限制,明显是不可实施的,就把 D 方案排除出去;然后开始测算 A、B、C 三个方案的成本;成本估计完之后,就实施整个方案,然后对方案的效益、效果进行测量;接着就是贴现的问题,因为项目实施可能不是一年完成的,如果涉及两年、三年甚至是更长时间,一定要进行贴现,让不同时间内的价值具有一定的可比性;之后要做敏感性的分析,A、B、C 三个方案分别做敏感度的分析;最后是对三个方案进行分析和评价。

第五节 循 证 医 学

循证医学(evidence-based medicine,EBM)意为"遵循证据的医学",又称实证医学,定义为"慎重、准确和明智地应用目前可获取的最佳研究证据,同时结合临床医师个人的专业技能和长期临床经验,考虑患者的价值观和意愿,完美地将三者结合起来,制订出具体的治疗方案。"循证医学是 20 世纪 90 年代初发展起来的一门新兴交叉学科,其学术思想、研究方法和研究结果对于指导政府的卫生决策和医学教育、医师的临床实践和临床科研都有十分重要的意义,被誉为 21 世纪的临床医学。

一、循证医学的概念

循证医学是遵循最佳科学依据的医学实践过程,强调医师对患者的诊断和治疗必须基于当前可得到的最佳临床研究证据,结合医师个人的经验和来自患者的第一手临床资料,并尊重患者的选择和意愿,三者缺一不可,从而保证患者得到当前最好的治疗效果。

1. 循证医学的核心是高质量的临床研究证据　循证医学是以证据为基础的临床医学实践,而且强调证据的最新最佳和对证据的评价,也就是说"证据"及其质量是实践循证医学的关键。高质量的证据指来自采用了防止偏倚的措施,确保了试验结果的真实性和科学性的临床研究,包括病因、诊断、预防、治疗、康复和预后等各方面的研究。高质量的系统评价结果或高质量的随机对照临床试验结论是循证医学最高级别的证据,并作为权威临床指南最重要的证据基础。

2. 临床医师的专业技能与经验是实践循证医学的必备条件　临床医师是实践循证医学的主体,循证医学提倡将医师的临床实践经验与从外部得到的最好临床证据结合,为诊治患者做出最佳决策。忽视临床实践经验的医师,即使得到了最好的证据也可能用错,因为最好的临床证据在用于每一个具体患者时,临床上必须因人而异,根据患者的临床表现、病理特点、人口社会经济特点和试验措施应用的可行性灵活运用,切忌在证据使用上生搬硬套。

3. 充分考虑患者的期望或选择是实践循证医学的关键因素　患者是循证医学实践的服务主体。循证医学提倡医师在重视疾病诊断、治疗的同时,力求从患者的角度出发了解患者患病的过程及感受,尤其是对疾病的疑虑与恐惧、疾病对机体与身心功能的影响、对治疗方案的期望与选择等。在诊治过程中,医患间平等友好合作,形成医患诊治联盟,才能取得患者的高度依从,使患者获得最佳的治疗和预后效果。

上述实践循证医学的基础条件有机结合构成了循证医学的整体框架。EBM 是最好的研究证据与医师的临床实践和病人价值三者之间的结合,最好的证据来自医学基础学科和以病人为中心的临床研究。优秀的临床医师在实践中恰当地结合这些因素,就能为患者提供价有所值的最好医疗服务。循证医学在诞生的几十年之内,所提倡的循证思维和方法广泛覆盖了多个学科领域。

二、循证医学方法

证据是循证医学实践的主要武器,循证医学实施的过程包括三个方面:首先是找什么证据(如何提出临床问题);其次是如何发现证据(如何决定所要寻找的资料来源及如何有效地使用它们);再次是用这些证据做什么(如何迅速测定已找到证据的可靠性、正确性和可应用性,以及如何用于解决临床问题)。

循证医学中的证据是一个动态的概念,评价它正确与否的标准只能是临床实践,它必须回到临床中接受临床实践的检验,在临床实践中可能又会产生新的证据。故有人将循证医学概括为:证据说话,不断更新,后效评价。实践循证医学绝不意味着可以忽视临床经验和直觉,也不意味着不需要基础研究和病理生理学知识,更不意味着可以忽视临床技能的培训。恰恰相反,它更强调医学理论的牢固掌握和临床经验的积累。围绕证据的产生、搜集、综合和利用,临床医生、临床流行病学专家、医学生、医学情报人员、卫生决策者、病人以及社会工作者都参与到其中来,使过去单向单层面的临床诊疗模式转变成多维多层面的模式,其目的只有一个,就是为病人提供最好最合理的医疗服务。

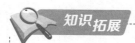

循证医学的证据分级

循证医学中的证据按质量和可靠程度大体可分为以下五级(可靠性依次降低):

一级:按照特定病种的特定疗法收集所有质量可靠的随机对照试验(RCT)后所作的系统评价或 Meta 分析。

二级:单个的样本量足够的随机对照试验结果。

三级:设有对照组但未用随机方法分组的研究。

四级:无对照的系列病例观察,其可靠性较上述两种降低。

五级:专家意见。

在没有这些金标准的情况下,可依此使用其他级别的证据作为参考依据,但应明确其可靠性依此降低,当以后出现更高级别的证据时就应尽快使用。此外,对非治疗性的研究依据(病因、诊断和预后等)则不一定强调随机对照试验。

临床医务工作者都依据以下方法实践循证医学,通过以下五个程序完成循证医学的实践过程。其中每个步骤都是互相联系的整体,任一步骤存在缺陷或不足都会影响循证医学实践的总体质量。

1. 确定应解决的临床实践问题　找准患者存在的需要、回答和解决的临床问题是实践循证医学的首要环节。在临床实践中有时会遇到传统理论知识和经验不易解决的问题,却又应该弄清楚,否则有碍于对患者的正确处理。现有知识和经验不能完全解决或有疑问和争议的问题就是循证医学应该回答与解决的问题。

为了找准重要的临床问题,临床医生应准确地采集病史,进行体格检查,及收集有关实验结果,获得可靠的一手资料;然后充分应用自己的理论知识、临床技能和经验、逻辑思维及判断力仔细分析论证,方可准确地找出临床存在而需解决的疑难问题。这种问题的解决,除了有利于患者诊治决策外,也有利于医生本人和本专业水平的提高。

2. 检索有关医学文献　根据前面提出的临床问题,确定有关的"关键词",应用电子检索系统和期刊检索系统检索相关医学文献,从这些文献中找出拟弄清和要回答的、与临床问题关系密切的资料,作为后续分析评价之用。

3. 严格评价文献　将收集的有关文献,应用临床流行病学及循证医学质量评价的标准,根据证据的真实性、重要性及实用性作出具体的评价。关于医学文献的评价结果,有以下几类:一类是质量不高的文献或质量可靠但属无益或有害的干扰性证据者,对临床无益当弃之勿用;一类是文献研究的证据尚难定论,可当做参考或待进一步研究和探讨;最后一类属最佳证据,可根据临床的具体情况,指导临床决策,解决患者的问题。如果收集的合格文献有多篇的话,则可给予系统评价和 Meta 分析,这样的评价结论则更为可靠。

4. 应用最佳证据指导临床决策　对经过严格评价的文献中所获得的真实可靠且有重要临床价值的最佳证据,应用于指导临床决策,服务于临床工作;对经过严格评价认为无效甚至有害的治疗措施,应予以否定;而对尚难定论并有期望的治疗措施,则可作为进一步的研究提供信息参考。在最佳证据的具体应用时,务必遵循个体化原则,要针对每位患者的具体情况做具体分析,兼顾患者接受相关诊治决策的价值取向和具体的医疗环境及条件,切忌生搬硬套。只有三者统一,才可能使最佳决策得以实施。

5. 总结经验与评价能力　通过对患者的循证医学临床实践,临床医生应对临床实践进行具体的分析和评价,认真总结经验和教训,从中获益,从而达到提高认识、促进学术水平和提高医疗质量的目的。这也是临床医生进行自身继续教育和提高自我临床水平的过程,临床实践中尚未或难于解决的问题则为我们进一步研究提供了方向。

循证医学诞生后,有一大批颇具学术造诣权威的专家,包括临床医生、临床流行病学专家、统计学家、研究人员等,专门从事临床宏观证据的采集、整理和评价,形成指导性意见并在学术期刊和论坛发表,以最便捷的方式把最好的证据呈现在临床医师面前。这大大简化了临床医师查阅医学文献的过程,使临床医师可以少走很多弯路。不过这些证据的获得首先要求临床医生要有很高的专业水平和丰富的计算机知识,实践循证医学的主体应该是年轻医生,但年轻医生的临床经验和专业素养往往欠缺,所以在实践循证医学的过程中也离不开上级医生的指导。只有大家齐心协力,才能真正做好循证医学的工作。

(简亚平)

第六节　医学综述和科研论文撰写

一、文献综述的撰写

文献综述简称综述,是对某一时期内某一学科、某一领域或技术的研究成果、发展水平以及动态等信息资料进行搜集、整理、选择、提炼,并做出综合性介绍和阐述的实用文体。综述的最显著特点是述而不评,重点在"综",即浓缩性地介绍已经获得的成果信息,为关注或从事该领域研究的科研人员提供参考。

(一) 文献综述的结构

文献综述主要由前言(引言)、正文、结论和参考文献四部分组成。

1. 前言　简要介绍写作的目的,说明有关概念及定义,规定综述范围,扼要说明有关主题的现状或争论焦点,使读者对全文要叙述的问题有一个初步的概括性了解。

2. 正文　是综述的主体部分,其写法多样,没有固定的格式,可按历史发展顺序综述,也可按不同的问题综述,还可以按不同的观点进行比较综述。无论用哪种格式综述,都要将所搜集到的文献资料归纳、整理、分析比较,阐明有关主题的历史背景、现状和发展方向,以及对这些问题的评述,应特别注意代表性强、具有科学性和创造性的文献引用和评述。

3. 结论　是综述的结束语,将全文主题进行扼要总结,一般包括研究的结论、课题研究的意义、存在的分歧、有待解决的问题和发展趋势等。

4. 参考文献　注明作者所引用的资料,按引用顺序列在文末,为人们核对或作进一步研究提供文献查找线索。参考文献可以一定程度地反映综述的深度和广度,应认真对待。

(二) 综述的写作步骤

1. 选定主题　选题要新颖,最好是目前研究的热点,反映该领域研究的方向,能够较全面、准确地表述主题、主旨、题目和内容。

2. 查阅文献　主题确定后,广泛、全面、系统地收集与选题有关的文献资料是撰写综述的基础。文献越完全越好,特别是新近发表的、有代表性的权威专家撰写的原始文献或综述不可遗漏。查阅文献的方式,一是用国际联机检索国外数据库中有关文献,二是手检有关中外文检索工具书。检索年限3~10年不等,视综述所涉及学科专业发展情况及检出文献量多少而定。

3. 草拟提纲　在研读文献的基础上,确定如何围绕该主题进行介绍和论证的思维过程。可以将相关内容按顺序、层次、方法、过程、历史沿革等不同方式归纳整理,列出提纲,在每一小纲目中点明中心思想及围绕中心思想的主要论据,表述不同方法得出不同结论的研究事实,分析评判研究文献的价值和结论。

4. 写作成文　最后按提纲填充具体内容,前后连贯、呼应,使写作具有逻辑性,表达流畅,完成全篇综述写作。一篇综述文章一般包括题目、作者、摘要、前言、正文、结语、参考文献,总字数4000~8000字。

二、科研论文的撰写

科学研究论文是以文字的形式对所做科研工作的总结和表达,是提供新的科学信息和科学证据以及推广和交流科研成果与临床经验的主要方式。

研究论文通用格式包括题目、作者、作者单位、中英文摘要、关键词、前言、材料(对象)与方法、结果、讨论、结论、致谢、参考文献等。

1. 论文题目　简明、准确、醒目反映主题是基本要求。要用最少的字数提供忠实于论文的最大信息量,目前国内核心期刊一般要求论文题目字数控制在20~25字。

2. 摘要　分中英文摘要两部分。规范学术期刊中文摘要要求包括目的、方法、结果和结论四部分,各部分冠以相应的标题,用第三人称书写,字斟句酌,精练明确。方法部分要提供统计学方法和显著性检验水平界定,结果中数据要标出统计学显著性水平。字数要求400字内。通常英文摘要是一致于中文摘要的翻译稿。

3. 关键词　每篇论文应写出3~5个反映研究内容的关键词,关键词选用主要依据"医学索引(index medicus)"的医学主题词表。

4. 前言　是研究论文的开篇部分,需要用简短、明确的语言说明研究的背景、研究目的和研究假设。国内核心期刊一般要求其字数控制在300~500字。

5. 材料(对象)与方法　描述围绕研究题目所做的研究设计。写清研究属于实验研究、临床研究还是调查研究;写明研究对象、入选标准和排除标准;一般特征、样本大小、分组情况及随机性问题;研究场所、实验方法及其可信性和质量控制;是否采用盲法;实施措施、检测指标标准及各环节控制偏倚的措施;采用的统计软件包、统计方法、表示方法和显著性检验水平等均应详细列出。

6. 结果　是研究论文的成果,通常是将测得的原始数据记录、整理、归纳后经统计学分析得出,用表格和图示显示,并附以简明文字说明。

7. 讨论　一般是就主要结果提出几项论点,进行讨论,并与既往文献中的研究结果进行对比,指出其创新点和局限性。

8. 结论　是对研究结果的高度概括和总结,注意不可是结果的重复。

9. 致谢　是作者对帮助过自己的人表示谢意的书面形式。致谢的对象包括科研的指导者、论文的修改者、资料的协助者以及物质经费的提供者。致谢多放在文末与参考文献之前。

10. 参考文献　研究论文参考文献的规定参照《文后参考文献著录规则》要求,采用顺序码方法。依照在文内出现的先后顺序,用方括号内阿拉伯数字顺序标出。参考文献要求引用全文、原著,不要引用摘要、未公开发表的资料、二次文献及网上非科学文献资料。

三、科研计划书的撰写

科研课题一旦确定,就需要撰写一份科研计划书。科研计划书既是开题报告,也是研究经费申请所必备的文字材料,所以又称为项目申请书。完整的医学科研计划书应包含题目、立题依据、研究方案、研究基础、经费预算、进度安排等内容。

1. 立题依据　是科研计划书的主要组成部分,阐述申请项目的研究意义、国内外研究现状、主要存在的问题以及主要参考文献等。

2. 研究方案　包括研究目标、研究内容、拟采用的研究方法、技术路线、可行性分析、项目的创新点、年度计划及预期进展、预期成果等。

3. 研究基础　包括:①与本项目有关的研究工作积累和已取得的研究成果;②已具备的实验条件,尚缺少的实验条件和拟解决的途径;③申请者和项目组成员的学历情况、研究经验、已发表的与本项目有关的论文论著,已获得的学术奖励情况,以及成员在本项目中承担的任务等。

4. 经费预算　在计划中应明确经费的支出科目、金额、计算的根据及理由。包括科研业务费、仪器设备费、实验材料费、图书资料费、会议费、协作费等。

5. 其他内容　在项目申请书的最后还有一些其他的项目,包括申请者的承诺、专家推荐意见,以及申请者单位和合作单位审查意见等。

（王丽岩）

本章小结

康复医学科学研究属于临床医学科学研究范畴,临床科学研究最常用的方法是观察法、实验法和理论研究法。临床科学研究的基本内容有科研的设计、测量和评价。

临床科学研究设计时要按照基本步骤,遵循科研设计的对照、随机化、重复原则去具体实施。科研中一般需撰写文献综述、研究论文、科研计划书等科研资料。临床科学研究中要遵守医学伦理学的不伤害、有利、尊重和公正四大原则,如果是人体实验还必须遵循人体实验的伦理原则。

在卫生事业的很多领域会应用到卫生经济学,一般分八步进行卫生经济学临床评价。

循证医学是一门新兴交叉学科,基本上是通过五个程序完成循证医学的实践过程。

思考题

1. 简述医学实验设计的基本原则。
2. 常用的对照形式有哪些?

扫一扫,测一测

思路解析

参 考 文 献

1. 缪鸿石 . 康复医学理论与实践 . 上海 : 上海科学技术出版社 , 2000.

2. 王俊华 , 张银萍 . 康复医学概论 . 北京 : 人民卫生出版社 , 2010.

3. 刑华燕 , 张烨 , 张银萍 . 康复医学概论 . 武汉 : 华中科技大学出版社 , 2012.

4. 李茂松 . 康复医学概论 . 北京 : 人民卫生出版社 , 2002.

5. 卓大宏 . 中国康复医学 . 第 2 版 . 北京 : 华夏出版社 , 2003

6. 胡永善 . 康复医学 . 北京 : 人民卫生出版社 , 2004.

7. 吴炫光 . 康复医学导论 . 北京 : 华夏出版社 , 2005.

8. 南登昆 . 康复医学 . 第 4 版 . 北京 : 人民卫生出版社 , 2008.

9. 王宁华 . 康复医学概论 . 北京 : 人民卫生出版社 , 2008.

10. 杨毅 . 康复医学概论 . 上海 : 复旦大学出版社 , 2009.

11. 李贻能 . 康复医学概论 . 北京 : 高等教育出版社 , 2009.

12. 田宝 , 张扬 , 邱卓英 . 两次全国残疾人抽样调查主要数据的比较与分析 [J]. 中国特殊教育 , 2007 [8]:54-56.

13. 周士枋 , 丁伯坦 . 运动学 . 北京 : 华夏出版社 , 2005.

14. 戴红 . 人体运动学 . 北京 : 人民卫生出版社 , 2008.

15. 王玉龙 . 康复功能评定学 . 北京 : 人民卫生出版社 , 2008.

16. 丁伯坦 .《运动功能障碍康复和国际功能、残疾健康分类》讲稿 .

17. 何成奇 . 康复医学科管理指南 . 北京 : 人民军医出版社 , 2009.

18. 卫生部 . 综合医院康复医学科管理规范 .1996.

19. 胡永善 . 新编康复医学 . 上海 : 复旦大学出版社 , 2005.

20. 姜贵云 . 康复护理学 . 北京 : 人民卫生出版社 , 2002.

21. 丘祥兴 . 医学伦理学 . 第 3 版 . 北京 : 人民卫生出版社 , 2008.

22. 张树峰 . 医学伦理学 . 北京 : 人民军医出版社 , 2009.

23. 袁俊平 . 医学伦理学 . 北京 : 科学出版社 , 2007.

24. 卢祖洵 . 社会医学 . 北京 : 科学出版社 , 2008.

25. 胡瑞仲 . 高等职业学校大学生就业指导 . 北京 : 高等教育出版社 , 2005.

26. 郭倩玲 . 科研论文写作 . 北京 : 化学工业出版社 , 2016.

27. 关于全面提高高等职业教育教学质量的若干意见 . 国家教育部 , [2006]16 号文件。

28. WHO.International Classfication of Impairments , Disabilities and Health.Geneva , Switzerland : World Health Organnization , 2001.

29. 卓大宏 . 关于贯彻执行《社区康复指南》的刍议 [J]. 中国康复医学杂志 , 2013 , 28 (4):291-292.

中英文名词索引

Z